Helio Cuenca

Lebe alkoholfrei

deine beste Version

Denke zuerst an dich selbst

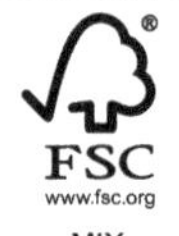

Vertraue intensiv auf dein Glück und du ziehst es herbei.

Seneca

Deine Visualisierung muss leben – sie muss atmen, sie muss begeistert. Sie muss eine einmalige, kraftvolle Energie haben. Danke liebes Universum.

Anjana Gill

Umgibt dich mit Menschen, deren Schwingungsfrequenz höher ist als deiner eigene und denen es bessergeht als dir. Energie ist ansteckend.

Vex King

Lassen Sie sich von keinem sagen, dass Sie zu schwach, zu alt, zu alkoholisiert oder sonst irgendetwas sind. Wecken Sie den schlafenden Riesen in sich und zeigen Sie der Welt, wozu Sie wirklich fähig sind.

Sylvester Stallone

Inhalt

Dankeschön

Meinen beiden Kindern ein herzliches «Dankeschön» für eure Liebe.

Widmung für dich, lieber Leser

Dieses Arbeitsbuch kann dir helfen, deinen negativen Glauben, der in deinem Inneren unbewusst aktiv ist, zu ändern. Das ermöglicht dir, zu einem neuen Lebensabenteuer aufzubrechen und dein Leben so zu leben, wie du in Wahrheit willst.

Deshalb widme ich dieses Buch dem tapferen Abenteurer in dir, der möglicherweise noch auf der Reservebank auf seinen Einsatz wartet. Ich lade dich ein, mit auf den Spielplatz des Lebens zu kommen und mit uns zusammen - wir sind sehr viele - die Kunst zu erlernen, nüchtern, fit und glücklich zu leben.

Mit diesem Buch will ich dir den Mut und die Kraft geben, dich in diesem Sinne ans Werk zu machen!

Vorwort

Es gab in meinem Leben eine lange Phase, in der ich von Alkohol-exzessen durchgeschüttelt wurde, wie ich sie nie für möglich gehalten hätte. Viele Menschen erzählten mir danach, wie unglaublich ich mich verhalten hatte. Ich verstand mich selber nicht. «Ich bin doch ein intelligenter Mensch! Warum tue ich so etwas Dummes?», fragte ich mich nach jedem Alkoholexzess immer wieder selbst.

12 Jahre lang habe ich eine Schlacht gegen Alkoholexzesse und für mein Überleben geführt, bin dabei unzählige Male abgestürzt und wurde einmal sogar mit dem Krankenwagen in die Notfallstation des Waidspitals eingeliefert. Ich habe mich sehr unwohl gefühlt und verstand diesen Zustand nicht. Nach jedem Alkoholexzess bin ich wieder und wieder aufgestanden und habe weitergekämpft, bis ich meine *Hilf-mir-selbst-Methode* gefunden habe, um den inneren *Saboteur,* der mich immer wieder zum Trinken verlockt hatte, endlich zu stoppen.

Ich nahm diese *Herausforderung* sehr ernst. Es ging um mein Leben, das Wertvollste, das ich habe. Dieses Ziel – ein alkoholfreies Leben - ist bis heute meine ganz oberste Priorität geblieben. Ich habe bis heute Glück gehabt. Gott sei Dank! Ich lebe nun seit dem Jahr 2002 zu 100% alkoholfrei. Meine Erfahrungen möchte ich den Menschen, die auch dieses Glück suchen - ihr eigenes, alkoholfreies Leben - weitergeben, damit sie Erfolg erfahren und sich von kränkenden Alkoholexzessen befreien können.

Ich nehme an, dass fast jeder Mensch, der dieses Buch in der Hand hält, selbst Alkoholprobleme erlebt hat und einen Weg sucht, aus dieser Gefangenschaft zu entkommen. Ich habe bereits einen Fluchtweg in die Freiheit gefunden. Wenn du es wirklich willst, kannst du dein Leben positiv ändern und deine Träume ohne Alkohol und glücklich erleben. Ich habe dieses Buch nur für dich geschrieben, als wären wir zwei gute Freunde. Bei deinem neuen, alkoholfreien Fluchtweg helfe ich dir sehr gerne.

Ich sage dir: Du kannst es schaffen und auch ohne Alkohol (und ohne andere Drogen) glücklich sein. Ganz gleich, wie unmöglich es dir heute vorkommt.

Und ich zeige dir, wie du dein Denken, deine Talente und dein Wissen in Werkzeuge des alkoholfreien Erfolgs, der Nüchternheit und des Glücks umwandeln kannst. So, wie du als ganz kleines Kind zuerst ein paar wacklige Schritte gelaufen bist, unzählige Male auf den Boden gefallen und immer wieder neu aufgestanden bist, genauso wirst du das immer wieder neue Starten lernen, und zwar durch das erneute Aufstehen. Diese Grundeinstellung brauchst du, um zu lernen, auf Dauer alkoholfrei zu bleiben.

Sobald du selbst erkennst, dass deine Alkoholexzesse (oder Drogenkonsum) die wahren Auslöser all deiner *Malheures* sind, wirst du etwas ändern können. Du musst es selbst wirklich wollen. Das ist notwendig, damit ich dir helfen kann.

Je mächtiger die Alkoholkrankheit in deinem Alltagsleben wird, umso näher rücken deine Selbstzerstörung oder sogar dein Tod. Sobald du das erkennst, wirst du auch bereit sein, dich auf deine neuen inneren, nüchternen und glücklichen Prozesse zu konzentrieren. Gerade bei regelmässigem Alkoholkonsum und wenn viele Menschen im Bekannten- oder Freundeskreis ebenfalls viel Alkohol trinken, ist es oft gar nicht leicht, einzuschätzen, ob der eigene Konsum als *vernünftig* oder *bedenkenlos* gelten kann.

Der alkoholkranke Mensch verkehrt meist seit vielen Jahren fast nur mit anderen Alkoholkranken, ohne es zu bemerken. Es entsteht ein tägliches oder wöchentliches Ritual. Man verkehrt immer in denselben Lokalen, man trifft gerne dieselben Saufkumpane. Es entsteht eine Gruppendynamik. Wir betrinken uns, ohne zu merken, dass wir die Grenze schon längst überschritten haben. Viele Alkoholiker haben Mühe, sich von den alten Freunden, genauer gesagt Saufkumpanen, zu distanzieren. Wir lieben diese Menschen.

Wenn aber jedes Zusammentreffen in einem neuen fürchterlichen Absturz endet, dann müssen wir lernen, konsequent zu bleiben. Entweder wir treffen unsere alten Freunde bei alkoholfreien Getränken oder wir müssen uns einen ganz neuen Freundeskreis aufbauen. Auch die Gewohnheit, immer wieder zuhause um die gleiche Uhrzeit Alkohol zu trinken, muss durch alkoholfreie Getränke geändert werden.

Dasselbe gilt auch für den regelmässige Konsum von Drogen. Fazit ist: wenn wir wirklich auf einmal ganz nüchtern zu leben beginnen, haben einige unserer jahrelangen Saufkumpel oder Drogenkollegen unsere neue vernünftige Art zu leben nicht gern.

Sie werden mit allen möglichen Manipulationen versuchen – meist unbewusst – uns wieder zum alten Sucht Ritualen zurück zu bringen, damit wir wieder den vertrauten Saufkumpanen von vorher werden. Sind wir nur dann ihre Kollegen, wenn wir auf ihre Art für sie unterhaltsam sind? Oder brauchen sie gar Leidensgenossen in ihrem Elend? Ich bitte dich, dir diese Fragen ernsthaft zu stellen.

Ich habe mir oft so etwas anhören müssen: «Helio, also wenn du trinkst bist du viel angenehmer, menschlicher und lustiger, so nüchtern erkenne ich dich gar nicht wieder». Denk immer daran: Genau diese Kollegen werden Zeugen deiner positiven Veränderung sein und dir später gratulieren und dich fragen, wie du es selbst geschafft hast. Dann tönt es anders: «Helio, ich möchte auch gerne so frei und aufgestellt leben wie du». Heute höre ich das oft. Das Schöne ist, die meisten unserer wahren Kollegen und unsere Familienangehörigen werden uns für unser neues, alkoholfreies Leben von Anfang an bewundern und uns Komplimente machen. Ein neues, nüchternes und wunderbares Leben wartet auch auf dich. Befreit von einem nutzlosen schweren Rucksack, kannst du frei weiterziehen. Wir bekommen Flügel und alles ist uns möglich.

Deine beste Version

Alle Wunder geschehen durch die Kraft einer ewigen, unerschöpflichen Quelle. Wir Menschen haben dafür viele Namen oder sogar physikalische Modelle. Aber wir alle spüren, dass es diese Kraft gibt, die grösser ist als wir selbst und die uns das Leben schenkt. Unsere Aufgabe im praktischen, täglichen Leben ist, diese Kraft dankbar zu empfangen und dann für unser angestrebtes Ziel positiv einzusetzen.

Aktiviere bewusst die Macht deiner Gedanken. Du kannst dich jetzt in einem Augenblick nach Paris denken und beim Eiffelturm stehen, einen Augenblick später in Mallorca am Strand sein. Du kannst in der Zeit zurückgehen und dich noch einmal als Teenager sehen, deine erste Freundin, die alten Schulkameraden.

Du kannst aber auch ganz bewusst etwas Neues, Konstruktives denken. Ganz im Hier und Jetzt. Nun mache dir einmal bewusst, dass es nicht eigentlich die Gedanken sind, sondern du als ewige Energie bist es, du bist der Schöpfer alle deiner Gedanken. Du bist kreative ewige Energie, die sich selbst und damit deine eigene Schöpfung erfindet. Du erfindest alles, was du glaubst und was du nicht glaubst. Sei dir bewusst, was für ein grossartiges *Privileg* dir diese Erkenntnis jetzt schenkt.

Sich seiner selbst bewusst zu seinem Selbstbewusstsein, das bedeutet zu wissen, dass jeder von uns untrennbar ein Teil des All-Bewusstseins ist. Es gibt eine allumfassende All-Energie, und wir sind ein Teil davon. Es scheint tatsächlich alles mit allem verbunden zu sein – was die grossen religiösen Lehrer und Mystiker der Menschheit schon immer gesagt haben, scheint sich sogar in der modernen Physik immer mehr zu bestätigen. Das Selbst ist aus Energie bestehende umfassende Kreativität und hat unendliche kreative Möglichkeiten, sich im Aussen zu manifestieren.

Wenn du beispielsweise erst einmal verstanden hast, dass du deine eigenen Schuldgefühle, Angst oder Unglück erschaffst, kannst du aufhören, das zu tun. Jeder Glaube hat eine Wirkung. Er bewirkt das, was er beinhaltet, auch wenn es einige Zeit dauert, bis es im Aussen in Erscheinung tritt. Lerne deshalb, durch Selbstbeobachtung ein positiver Schöpfer deiner irdischen Existenz zu sein.

Auch die Kunst, nüchtern und glücklich zu sein, ist nichts anderes, als selbst in der nüchternen und glücklichen Energie zu leben. Erwarte nicht erst dann glücklich zu sein, wenn du etwas Ausserordentliches erreicht hast. Damit vergisst du das Wichtigste, nämlich das Hier und Jetzt nüchtern glücklich als deine beste Version zu geniessen.

Tu, was du zu tun hast, und zwar in jedem Moment, so gut es dir möglich ist. Gib einfach dein Bestens. Deine Freude soll nicht der Spielball äusserer Ereignisse sein. Bleib dir selbst treu, schenke dir die Energie der Liebe, indem du dich mit allen deinen Macken liebst. Bleibe alkoholfrei und glaube mit Selbstvertrauen an deine Wunder. Werde dir bewusst, dass du selber der Schöpfer all deines Glaubens, der Hauptdarsteller und der Zuschauer deines Lebens bist. Lebe bewusst ein wundervolles, begeistertes Leben.

Entscheide dich für ein selbstbestimmtes, alkoholfreies, glückliches Hier und Jetzt!

Ein ganz wichtiger praktischer Rat für alle Alkoholiker: Ärzte oder Psychotherapeuten, die dir empfehlen, nur ein oder zwei Gläser Alkohol pro Tag zu trinken, kennen sich vermutlich mit Alkoholismus nicht aus. Du solltest sie nicht besuchen. Dieses «Katz-und-Maus»-Spiel kann dein Leben total zerstören. Als Alkoholiker kannst du nicht mal mehr ein einziges Glas Alkohol trinken. Das Blaue Kreuz, die Anonymen Alkoholiker, Entzugskliniken, drugfreeworld.org oder die Suchtprävention sind die besten Therapeuten.

„Wir haben uns daran gewöhnt wegzulaufen, statt die Konfrontation mit uns selbst anzunehmen"

Der Alkoholismus ist eine fürchterliche Krankheit

Wenn er das Leben eines Menschen dominiert, kann diese Person körperlich und geistig die Hölle erleben. Der Alkohol ist Herrscher über den immer schwächer werdenden Alkoholkranken. Es ist nicht einfach, ihn zu vertreiben, aber es ist möglich. Das ist am wichtigsten. Vor dir haben es bereits unzählige Menschen geschafft, kraftvolle Motivation und innere Fülle zu finden und zu entfalten.

In dir selbst liegt eine einzigartige Kraft, die nur darauf wartet, zum Einsatz zu kommen, damit du in deinem Leben endlich erfolgreich alkoholfrei sein kannst.

Die wahre innere Fülle zu finden, ist der erste Funke, der verknüpft mit den Autosuggestionen der Begeisterung zur Glut wird. Du erhältst eine neue, brennende Stärke, die alle Schwierigkeiten besiegen kann und deine Träume erreichbar werden lässt.

Wir Erwachsenen sollten uns in unserem Leben treu bleiben, wahrhaftig sein und dadurch zum Vorbild für die von uns geliebten Menschen und die kommenden Generationen werden. Wir leben täglich mit Festigkeit und Wohlbehagen, ohne perfekt zu sein. Dieses exemplarische Leben ist unser wahres Vermögen, unser Besitz.

Wenn unsere Kinder beobachten, dass wir viel und unkontrolliert trinken, dann werden sie als Erwachsene vermutlich auch viel und unkontrolliert trinken. Wenn unsere Jugend sieht, dass wir uns ständig beklagen und uns selbst belügen, werden sie später auch eher unzufrieden sein. Wenn sie aber sehen, dass wir aus unseren Fehlern lernen, uns mit Freude verändern und wir das erwünschte Leben angehen können, dann werden unsere Kinder dasselbe tun und auch in ihrem Leben erfolgreich werden.

„Ich bin stark genug, ich weiss was ich will und vertraue auf mich"

Unsere mentalen Einstellungen und Rituale

Unsere Absichten erreichen wir durch eine sehr klare mentale Einstellung. Unsere daraus folgenden Taten entscheiden dann über den Erfolg. Am besten können wir der jungen Generation etwas weitergeben, wenn wir ihr zu guten Vorbildern werden. Es liegt in unseren Händen.

Nüchtern glücklich zu sein und uns in unserem täglichen Leben zufrieden zu entfalten, kann der erste entscheidende Schritt sein, um Selbstvertrauen zu gewinnen und dadurch andere bereichernde und beglückende Vorhaben zu verwirklichen.

Es ist nicht immer leicht – aber Schritt für Schritt erlebst auch du immer mehr alkoholfreie Glücksgefühle. Du selbst und auch alle anderen Menschen sollen sehen, wie du dich positiv veränderst, wie du gewinnst, wie aus einem Menschen, der wertlos war, ein Star wird, wie ein Drogensüchtiger ein nüchterner Apostel des Himmels wird, wie ein Liebesbettler ein Liebesspender wird. Erlebe, wie aus einem kranken, alkoholisierten Menschen ein kerngesunder, glücklicher Mensch wird!

Irgendwie bist du in Kontakt mit Menschen gekommen, die gerne Alkohol trinken, Gras oder Marihuana rauchen, Kokain schniefen oder andere Drogen konsumieren. Es ist für dich möglicherweise ein ungewolltes Ritual geworden. Ohne es zu merken, bist du auch wie sie. Du imitierst sie, ihre mentale Einstellung, ihren Lebensstil. Du redest wie diese Leute, lachst wie sie und hast sogar den gleichen Gesichtsausdruck. Diese zerstörenden Energieimpulse sind bereits in deinem Unterbewusstsein gespeichert.

Wenn du aber aus diesem Labyrinth einen Ausgang finden möchtest, dann suche den Kontakt zu positiven Vorbildern und beginne, dich so ähnlich wie sie zu verhalten. Befreie dich von alten Kreisen und Kollegen, die dich immer wieder zum Trinken animieren, und lasse alles los, was dich schwächt oder innerlich kränkt. Stärke dich mit neuem Selbstwert. Besuche Mentaltraining-Kurse, Yoga, Meditationen, höre CDs mit positiven Suggestionen, besuche regelmässig Fitness Center, lese Bücher über die

Vorteile, dich positiv zu entwickeln, oder Biografien von erfolgreichen Menschen. Sei ein alkoholfreier Künstler in einer neuen Filmrolle, finde einen neuen Lebenssinn, eine spannende Aufgabe, eine mutige Herausforderung, eine neue Leidenschaft für dein Leben. Halte Kontakt zu ganz neuen Kreisen. Am besten ist für dich, du findest kompetente Unterstützung und professionelle Hilfe für deine Veränderung. In deinem privaten Umfeld gibt es vermutlich auch Menschen, die den Weg aus eigener Erfahrung kennen. Menschen, die ihr Leben verändert haben, sind die besten Freunde für dich.

Der Tag hat für uns alle 24 Stunden und es ist ganz gleich, ob du ein Manager, ein Hilfsarbeiter oder ein Arbeitsloser bist. Wie du diese Lebenszeit erfüllst, ist am wichtigsten und es ist deine eigene Entscheidung. Wenn du etwas Positives in dein Leben bringst, wird dich das zu höheren Freuden geleiten. Es spielt keine Rolle, wo du dich jetzt befindest. Fange an, positive Gedanken über dich selbst zu entdecken und aufzubauen.

Liest als Einstieg zum Beispiel das Buch «Lebe deinen Traum» von Sylvester Stallone. Sylvester Stallone war damals ein mittelloser Schauspieler - aber er hatte eine Idee. Er wollte einen Film über einen Boxer drehen, der unerwartet die Chance bekommt, gegen einen übermächtigen amtierenden Schwergewichtsweltmeister zu kämpfen. Und das mit sich selbst in der Hauptrolle. Stallone hat eine lange spitze Nase, die nicht zu einem Profiboxer passt. Er ist nur 176 cm gross. Aber er hatte in seinem Inneren diesen brennenden Wunsch. Es fand sich nur ein einziges Filmstudio, das den Film machen wollte. Stallone verlangte nur 620 Dollar Wochengage, aber dafür 10% Beteiligung am Einspielergebnis. Er konnte seine Drehbuchidee 1976 als Hauptdarsteller umsetzen. Der Film «Rocky» gewann drei Oskars und hatte bereits im ersten Jahr weltweit 225 Millionen Dollar eingespielt. Davon erhielt Stallone 10% und plötzlich war er alles andere als mittellos.

Nelson Mandela hat sich ebenfalls einer aussergewöhnlichen Lebens-aufgabe gestellt. Er wollte in seinem Leben etwas Besonderes für sich selbst, seine Familie und sein Volk bewirken. Er lebte seit seiner Geburt in einem von Weissen regierten Land. Schwarze Menschen durften nicht einmal auf dem

Trottoir laufen. Niemand hätte ihm eine winzige Chance auf Erfolg gegeben. Aber er war fest entschlossen, zu siegen oder für seinen Kampf zu sterben. 27 Jahre lang sass er auf Robben Island im Gefängnis, als lebendes Memento für den Kampf gegen das Apartheid-Regime in Südafrika. Mandela wurde 1994 zum ersten schwarzen Präsidenten Südafrikas gewählt und blieb bis 1999 im Amt. Wie hat er dieses Wunder geschafft? Er hatte Gottvertrauen und einen klaren Entschluss gefasst! Er wollte nicht gebeugt leben, sondern sich als freier Mensch mit einem geraden Rücken auf jeder Strasse in Südafrika bewegen können.

Die Entscheidung für ein alkoholfreies Leben müssen Betroffene selbst treffen. Nicht gebeugt und alkoholisiert wollen wir leben, sondern als Vorbilder, nüchtern und glücklich mit geradem Rücken.

Das ist alles, was du brauchst. Lerne, dich selbst definitiv zu entscheiden, und dann gehe unbeugsam deinen eigenen Weg. Ja, es wird alle möglichen Hindernisse geben und es wird sehr anstrengend sein. Das ist unentbehrlich. Dadurch wirst du stark. Nur wenn wir nach jedem Rückfall wieder aufstehen, werden wir mächtiger und kommen zum Ziel. Alkoholfrei bleiben! Entdecke dich selbst und aktiviere deine inneren Kräfte. Auch du kannst gewinnen!

Jeder von uns ist einzigartig und hat einen wertvollen Beitrag in seinem Leben zu leisten. Jeder tut das auf seine ganz besondere und einzigartige Art und Weise. Du wirst mit Freude erfahren, dass es deine eigenen Kräfte sind, die dir schlussendlich den Impuls zum Erfolg geben, auch wenn du noch so skeptisch bist und noch nicht weisst, wie du dein Ziel erreichen wirst.

„Ich sage NEIN, wenn es für mich nicht richtig ist"

Die wichtigste Stunde ist immer die Gegenwart

Bist du bereit, alkoholfrei zu bleiben? _________

Nüchtern glücklich zu leben? ________

Ein neues, schöneres Leben selbst zu gestalten? _______

Bist du bereit, konsequent zu sein? ________

Bist du auch dazu bereit, nein zu sagen? ________

Bist du bereit, mit neuen Gedanken und Emotionen zu leben? ________

Wenn du soweit bist, gratuliere ich dir. Es ist ein grosser und mutiger Entschluss. Auch wenn du es jetzt noch für «unmöglich» hältst, wird es dein Leben positiv verändern und deine Zukunft durch die Energie der Begeisterung stark beeinflussen.

Nimm dir genügend Zeit, diese Anweisungen zu lesen. Suche einen ruhigen Platz, an dem du die Übungen in Ruhe machen kannst. Das ist sehr wichtig. Du wirst mit Freude erfahren, dass es deine eigenen Kräfte sind, die dir schlussendlich den Impuls zu einem alkoholfreien Leben geben, auch wenn du skeptisch bist und noch nicht weisst, wie du es erreichen wirst. Dieses Arbeitsbuch nur zu lesen, wird bei dir nicht viel ändern – damit zu arbeiten, alles.

Beginne deshalb jetzt, dein neues «Ich» zu formen, indem du die folgenden Fragen schriftlich bearbeitest und die Übungen auf dich wirken lassen kannst. Suche einen ruhigen Ort dafür auf. Falls möglich, wähle immer denselben Ort und konzentriere dich täglich ca. 20 Minuten, am besten immer um die gleiche Zeit.

Test: Bist du Alkoholiker (auch ohne es zu wissen)?

Bitte kreuze bei jeder Frage die Antwort an, die am ehesten zutrifft, auch wenn es dir manchmal schwerfällt, dich für eine Antwort zu entscheiden.

1. Wie oft konsumierst du ein alkoholisches Getränk? (Bier, Wein, Spirituosen, Likör, Mixgetränke ...)

a. häufiger als einmal pro Woche

b. höchstens einmal pro Woche

2. Wenn du Alkohol trinkst, wie viele alkoholische Getränke trinkst du typischerweise an einem Tag?

a. 3 oder mehr Getränke

b. 1 bis 2 Getränke

3. Wie oft trinkst du 3 oder mehr alkoholische Getränke bei einer Gelegenheit (z.B. bei einem Kneipenbesuch, einer Feier/Party, beim Zusammensein mit Freunden oder beim Fernsehabend zuhause)?

a. einmal in der Woche oder öfter

b. seltener als einmal in der Woche

4. Hast du schon einmal das Gefühl gehabt, so geht es nicht weiter und dass du deinen Alkoholkonsum verringern solltest?

a. ja

b. nein

5. Hast du schon einmal wegen deines Alkoholtrinkens ein schlechtes Gewissen gehabt oder dich schuldig gefühlt?

a. ja

b. nein

6. Haben, dein (Ehe-) Partner, Verwandte, oder Freunden sich schon einmal wegen deines Alkoholtrinkens Sorgen gemacht? Hat sich deswegen jemand beklagt?

a. ja

b. nein

7. Ist dir dein Fahrausweis wegen Alkohols entzogen worden?

 a. ja

b. nein

8. Zitterst du, wenn du keinen Alkohol trinkst?

a. ja

b. nein

9. Hast du das Gefühl, du könntest noch mehr Hilfe brauchen? a. ja

b. nein

10. Hast du schon einmal deine Arbeitsstelle wegen Alkohol verloren? a. ja

b. nein

Wenn du mehr als drei Antworten mit «a» angekreuzt hast, dann solltest du jetzt etwas gegen deinen Alkoholkonsum unternehmen.

Alkoholismus als echte Krankheit erkennen

Alkoholismus ist das fünftgrösste Gesundheitsproblem der Schweiz und für viele Krankheiten, vor allem psychische, verantwortlich. Die Krankenkassen müssen jährlich viele Millionen Franken in diesem Bereich ausgeben. Insbesondere die Spitalkosten und die persönlichen Schäden sind enorm. Die Familien leiden sehr schwer, wenn der Vater oder die Mutter alkoholkrank ist. Regelmässige Streitereien, viele Trennungen und schlussendlich Scheidungen sind oft die bitteren Folgen für die Familien.

Autounfälle unter Alkoholeinfluss nehmen immer mehr zu, vor allem bei Jugendlichen nach der Disco oder nach grossen Partys an den Wochenenden.

In schweizerischen Autobahnraststätten ist neu ab 2017 erlaubt, alkoholische Getränke zu verkaufen! Hat man dabei an die 300'000 Alkoholkranken in der Schweiz gedacht, die täglich gegen den Alkohol kämpfen müssen? Ist der Verkaufsprofit wichtiger als die vielen Toten und Verletzten, die durch dieses unnötige neue Gesetz entstehen? Gibt es in der Schweiz nicht schon genügend Läden, die Alkohol verkaufen?

Der Alkoholkonsum ist, wie erwähnt, das fünftgrösste Gesundheitsrisiko in der Schweiz. Besonders gross ist das Risiko eines verfrühten Todes. Dies zeigte eine Studie zur Bekämpfung des Problems anhand einer Verstärkung von strukturellen Präventionsmassnahmen. Das Zürcher Institut für Sucht- und Gesundheitsforschung (ISGF) schreibt in einer Medienmitteilung, dass davon auszugehen ist, dass der Alkoholkonsum für 5,2% aller Todesfälle bei Männern und 1,4% aller Todesfälle bei Frauen im Jahr 2002 verantwortlich war.

Laut Weltgesundheitsorganisation WHO ist Alkohol einer der gefährlichsten Stoffe, die es gibt – tödlicher als AIDS und Tuberkolose zusammen. Wie kommt das?

Was geschieht in unserem Körper?

Wie unser Körper auf Alkohol reagiert, bestimmen unsere ererbten Gene (DNA), die vom Moment unserer Zeugung an in jeder unserer Körperzelle bestimmen, was passiert. In ihnen ist die Lebens-Information gespeichert. Blaue oder braune Augen? Blondes oder rotes Haar? Klein oder gross? Wir alle sehen unterschiedlich aus. Ist es nicht unglaublich, wie genau unser Körper weiss, welche Eigenschaften wir bekommen sollen? Die Antwort liegt eben in unseren Genen.

Manche Menschen, besonders Asiaten, können durch ihre Gene wenig oder gar keinen Alkohol vertragen (sie produzieren zu wenig eines bestimmten alkoholabbauenden Enzyms). Andere Menschen haben andere Gene und vertragen relativ viel, ohne süchtig zu werden. Bei mir selbst und bei allen, die ein Alkoholproblem haben, aktiviert Alkohol das Belohnungssystem im Gehirn (Glückshormone) krankhaft stark – so konnte die Alkoholsucht passieren. Das Gehirn will immer mehr von diesen Alkohol-Glück, und bevor man es merkt, ist man abhängig.

Denn Menschen mit Genen, die sie sehr suchtanfällig machen, können bald nach dem ersten Glas Alkohol nicht mehr aufhören zu trinken. Wir haben den übermächtigen Drang, in diesem Moment immer mehr zu trinken. Der totale Absturz oder die Alkoholabhängigkeit sind unausweichlich und vorprogrammiert.

Wir Betroffenen werden mit diesen genetischen Eigenschaften geboren. Wir sind Träger einer Krankheit, die in unserem Leben latent bleibt, bis wir zum ersten Mal getrunken haben. Wenn wir gar nichts trinken, wenn uns nicht in den Sinn kommt, Alkohol zu trinken, dann haben wir damit kein Problem. Der Alkohol interessiert uns nicht. Kommen wir aber regelmässig mit Alkohol in Kontakt, dann breitet sich diese Krankheit in unserem Körper wie eine Epidemie aus und unsere Vernunft kann nichts mehr dagegen tun – so lange wir weiter Alkohol konsumieren. Eine gewisse Zeit ist diese Ausbreitung in unser Leben eher unauffällig. Je länger wir aber Alkohol konsumieren, desto stärker wird der Drang nach Alkohol in unserem Leben immer wieder spürbar. Wenn wir über eine längere Zeit viel trinken, oder nach Pausen immer wieder sehr viel trinken, werden wir süchtig. Das Verlangen wird unerträglich – deshalb heisst es ja Sucht. Unser rationelles Denken und die Geisteskraft werden kraftloser, und irgendwann sind wir machtlos. Gelingt es nicht, den Teufelskreis der Sucht zu durchbrechen, hat man keine Chance.

Viele alkoholkranke Menschen beenden ihr Leben sehr traurig. Der amerikanische Schriftsteller Ernest Hemingway trank täglich sehr viel Hochprozentiges. Depressionen und übermässiger Alkoholkonsum begleiteten ihn die meiste Zeit seines Lebens. Am Schluss erlebte er einen andauernden Zustand von schwerer Erschöpfung. Er konnte nicht mehr schreiben. Am frühen Morgen des 2. Juli 1961 beendete Hemingway sein Leben im Alter von 61 Jahren selbst. Seine letzten Lebensjahre waren für ihn eine körperliche und geistige Hölle geworden. Er erschoss sich.

Die vor kurzem verstorbene Sängerin Amy Winehouse hatte Liebeskummer. Sie versuchte, ihr Herz mit Alkohol und anderen Drogen von den Liebesschmerzen zu heilen. Am 23. Juli 2011 wurde Amy Winehouse tot aufgefunden. Sie war an einer Alkoholvergiftung mit 4,16 Promille im Blut gestorben. Das sind nur einige Beispiele.

Was geschieht, wenn wir diese DNA-Eigenschaften in unserem Organismus tragen und ein Glas Alkohol trinken? Wir wissen, dass sich im Gehirn etwas verändert. Wissenschaftliche Studien mit Elektro Enzephalogramm bestätigen dies. Schon das erste Glas hat einen sehr starken Einfluss auf unsere Nervenzellen und das Belohnungssystem des Gehirns. Die Kraft unseres Verstands wird mit jedem Glas verändert, auch wenn wir erstmal Spass haben und uns gut fühlen. Unsere nüchterne Vernunft wird schwächer und wir verhalten uns schon bald unbegreiflich, sehr oft unberechenbar und unkontrolliert emotional.

Es gibt Gott sei Dank eine Heilung

Es gibt für uns zum Glück eine Lösung, aber welche ist es? Alkoholfrei bleiben! Die Kunst, nüchtern und glücklich zu leben. Für jemanden, der vom Alkohol gefangen ist, ist es einfacher, es zu sagen, als es zu tun. Aber das Wichtigste ist, dass es möglich ist. Hier sind wir, die alkoholfreien Betroffenen, um es dir zu bestätigen. Es ist möglich! Und ich glaube, dass du es auch kannst! Deshalb habe ich dieses Buch für dich geschrieben und die Suggestionen auf die MP3-CD aufgenommen. Teste es selbst! Höre dir den CD Link Download 21 Nächte lang vor dem Einschlafen gemütlich in deinem Bett an.

Wenn du dich jeden Tag mit dem Universalstrom der positiven mentalen Kraft des Erfolgs verbindest, wenn du trotz jedes Absturzes wieder aufstehst und unbeirrt weiter auf dem Weg deines Erfolges gehst und entschlossen bleibst, zu kämpfen, wirst du dein Leben zurückgewinnen!

Es gibt verschiedene Wege für dich. Probiere einen ersten passenden Weg für dich aus. Wenn er dir wenig Erfolg bringt, finde einen anderen Weg. Vielleicht ist deine Heilung eine Kombination aus mehreren Wegen oder Lösungen. Es ist dein einzigartiger Weg. Deshalb kannst nur du ihn finden. Du musst deinen Kampf selber führen und gewinnen. Glaube an dich selbst, an Wunder, Glück und Liebe. Schaue nicht mehr zurück, erlebe deine Träume! Am besten ist, wenn du dich zuerst von positiven Menschen oder von Vorbildern mit positiven Suggestionen beeinflussen lässt. Meditiere und verbinde dich täglich am Morgen mit der universalen Sonde der positiven mentalen Einstellung. Diese Kraft kann in deinem Leben Wunder verwirklichen. Entfalte täglich dieses positive Ritual in dir.

Ich kann mir vorstellen, du denkst jetzt «Danken? Dankbarkeit? Das soll mein Leben ändern können... im Ernst?» Ich weiss, es klingt zu einfach, um wahr zu sein. Aber die wissenschaftliche Forschung deutet immer mehr darauf hin, dass es wirklich funktionieren kann.

Schon wenn du für irgendetwas ganz kleines einen Moment lang dankbar bist, wirkt es sich im Gehirn chemisch aus, was bereits zu mehr Gelassenheit und besserer Stimmung bei dir beitragen kann. Wir haben mehrere Bewusstseinsebenen.

Lass dich zur Abwechslung ganz bewusst von alkoholfreien Menschen und Gruppen beeinflussen oder unterhalte dich mit Menschen, die einen starken Glauben an höhere positive Kräfte haben. Sprich mit kompetenten Menschen über deine tiefen Emotionen.

Durch die Gespräche im Betroffenen-Treff des Blauen Kreuzes in Zürich habe ich eine starke Hilfe erhalten. Endlich konnte ich mit Gleichgesinnten sprechen, ohne mich zu schämen. Die anwesenden Betroffenen teilten mir ihren Weg zur Alkoholabstinenz mit.

Wie alle Veränderungen im Leben, die wir vornehmen möchten wie brauchen ein Ziel, wir brauchen auch die optimistische Vorstellung, die Vorteile die wir gewinnen werden, wenn wir dieses Ziel erreicht haben. Wir müssen konsequent zum Kampf entschlossen sein. Wir müssen auch die volle Verantwortung für unser Handeln selbst übernehmen und jedes mögliche Risiko tragen. Wir dürfen nach jedem möglichen Abstürzt, als nützliche Antriebskraft ansehen, wir lernen in der Zukunft besser zu visualisieren wie wir uns für unser Ziel kraftvoller durchsetzen.

Wenn wir jede Abstürzt, die wir erleiden, als etwas Endgültig betrachten, wird dies dein Selbstvertrauen vermindern.

Wenn wir andererseits jede Abstürzt als einen Versuch in der Kette einer Vielzahl von Versuchen ansehen, die wir unternehmen müssen, um ans Ziel zu kommen, dann werden wir sagen: „Gut, schon wieder schiefgegangen. Wir überlegen uns jetzt aber die Ursache des Misserfolges. Mit der Erkenntnis, die wir aus dieser Überlegung gewinnen, packen wir nochmals unser Ziel, aber diesmal noch besser an. Und dann noch einmal und noch einmal, bis wir es definitiv schaffen nüchtern zu leben"

Welcher Typ des Alkoholkranken bist du?

Bitte ankreuzen:

O   **Der Stresstrinker**

Dieser Typ benutzt den Alkohol, um innere Spannungen zu bekämpfen. Die Trinkmenge ist abhängig von der jeweiligen Stresssituation. Somit besteht die Gefahr einer psychischen Abhängigkeit.

O   **Der Sozialtrinker**

Hier handelt es sich um sogenannte Gelegenheitstrinker, also Menschen, die bei sozialen Anlässen zwar viel trinken, dabei aber sozial und psychisch unauffällig bleiben. Durch den häufigen Alkoholkonsum zeichnen sich jedoch bald gesundheitliche Folgen ab.

O   **Der „Immer-etwas Alkohol im Blut" Trinker**

Damit ist der «Spiegeltrinker» gemeint. Dieser bleibt lange Zeit sozial unauffällig, da er selten erkennbar betrunken ist. Jedoch besteht bei ihm eine starke körperliche Abhängigkeit, sodass er ständig Alkohol konsumieren muss, um Entzugserscheinungen zu vermeiden.

O   **Der „Quartalssäufer"**

Dieser Typ erlebt in unregelmässigen Intervallen anfallartig – in teilweise tagelangen Phasen – exzessiven und beschämenden Alkoholkonsum. Dazwischen kann er monatelang abstinent bleiben (drei Monate = ein Quartal, daher der Name).

Die tägliche *Trance* umkodieren

Als Trance bezeichne ich hier einen in der Vergangenheit von uns selbst erschaffenen, selbst-hypnotischer Zustand, der immer wieder in der Gegenwart auftaucht. Wir sehen unsere momentane *Realität* dann ohne es bewusst zu wollen durch die emotionale *Augenlinse* dieses alten hypnotischen Zustands.

Sehr hilfreich fand ich das Buch «Die alltägliche Trance» - Heilungsansätze in der Quantenpsychologie, Lüchow Verlag, von dem Amerikaner Stephen H. Wolinsky. Er ist Doktor der klinischen Psychologie und wurde in New York geboren. Er ist direkter Schüler von Sri Nisargadatta Maharaj und Begründer der Quanten-Psychologie.

Durch ihre Wirkung kann eine solche Trance im Hier und Jetzt unsere Realität verschmutzen, als würden wir plötzlich in bestimmten Momenten (negative) emotionale Augenlinsen tragen. Oft sind diese veralteten Emotionen seit langer Zeit in unserem Unterbewusstsein gespeichert, ohne dass wir es bemerken.

Unsere Trancen werden je nach Situation ganz automatisch im Unterbewusstsein aktiviert, sie haben zu tun mit Erlebnissen, Enttäuschungen und Ängsten, die wir in der Vergangenheit (oft in der Kindheit) erlebt haben, und die sich immer wieder ungebeten zeigen – oft ein Leben lang, wenn man sie nicht bewusst bemerkt.

Wenn wir aber schaffen, unsere *Emotionen* ganz ruhig zu beobachten, ohne sie gleich zu beurteilen, können wir lernen, die Verantwortung für unsere Trance selbst zu übernehmen. Wir entscheiden bewusst oder unbewusst, mit welchen Emotionen wir unsere selbst erfundene Realität beobachten wollen. Lerne, dich von allem zu befreien, was dich nicht glücklich macht!

Stress

Seit der Mensch auf der Erde lebt, lebt er mit Stress. Das Leben an sich ist voller Stress. Für die ersten Menschen der Erde war es Stress, einfach zu überleben, Nahrung zu finden und die Kämpfe gegen die Tiere, Krankheiten, Wärme und Kälte immer wieder zu überstehen. Alles, was uns stört oder uns emotional belastet ist Stress. Alles, was unser Fließen blockiert, jede Lebensänderung bedeutet für uns Stress. Nur das innere Potential, unsere Fähigkeit zum Überwinden rettet uns vor einer psychischen Überbelastung.

Falls sich dieser Stress über längere Zeit in unserem Leben immer wie-der manifestiert und wir nichts dagegen tun, können in uns psychosomatische Krankheiten ausbrechen.

Mit dem Alltagstress müssen wir leider leben und es ist notwendig, dass wir damit fertig werden können. Es sind immer unsere eigenen Emotionen, die uns am meisten stressen.

Was auch immer uns belastet und stresst, wir haben die Fähigkeit, uns durch Bearbeitung und neue Anpassung von Stress zu distanzieren. Klar ist es einfacher gesagt als getan, aber wenn wir mit dem Stress nicht fertig werden, wird der Stress mit uns fertig. Viele Krankheiten beginnen ganz oder teilweise psychosomatisch: Kopfschmerzen, Depressionen, Ängste, Übergewicht, Alkoholsucht, Drogensucht, Medikamentensucht, usw., sogar Krebs – auch die Schulmedizin erkennt dies immer mehr.

Zuerst aber muss ich wirklich lernen alles zu entfernen, was mich stört oder hemmt und unglücklich macht, wie z.B. die Rauchsucht, Alkohol, Übergewicht usw.

Mit einer Positiven Mentalen Einstellung wird mich mein Unterbewusstsein mit Selbstliebe, Optimismus, Vertrauen, Sicherheit und einem insgesamt schöneren Leben bereichern.

Toxisches Umfeld für unsere Psyche

1. Menschen, die dir Schuldgefühle machen:

Schuld und schlechtes Gewissen sind die stärksten negativen Emotionen, die der Mensch empfinden kann. Wegen der hohen Effektivität entsteht gleichzeitig die am häufigsten gebrauchte «coole» Manipulation. Schuld und schlechtes Gewissen in sich zu tragen, ist wie in lebenslänglicher Gefangenschaft zu sitzen. Um aus dieser Haft zu entfliehen, sind wir bereit, unser eigenes Interesse zu vergessen und uns ganz für die Interessen anderer zu opfern. Das weiss derjenige, der quasi die Schuld in dich hineinlöffelt. Er ist der Fachmann. Sobald er dich besser kennt, wird er merken, dass du für Schuld und schlechtes Gewissen offen bist. Er wird dich immer an der kurzen Leine führen. Er wird immer versuchen, manipulativ zu sein, dich zu demütigen, zu entmachten und klein zu kriegen, damit du ihm immer zur Seite stehst und er je nach Lust und Laune über dich verfügen kann.

2. Der Missgünstige:

Er kann selbst kein Erfolgsgefühl und Selbstvertrauen empfinden. Er interessiert sich zuerst sehr für dein Leben und ist sogar sehr freundlich und hilfsbereit. Menschen, die Erfolg haben, aufgestellt, lustig oder sehr beliebt sind, kann er nicht ausstehen. Es wundert ihn, wie du es schaffen kannst, Erfolg anzuziehen. Er selber kann Glück oder Erfolg nicht in sich selbst aktivieren und empfinden. Lieber verliert er ein Bein, wenn er weiss, du verlierst beide. Er würde dich sogar in eine Falle locken, damit du scheiterst.

3. Der Disqualifizierende:

Er wurde eventuell sich selbst disqualifizierend erzogen oder hat sich so entwickelt. «Das ist ein wunderschönes Kleid, das du dir gekauft hast. Schade, dass dir diese Farbe gar nicht steht.» Am Anfang zeigt er sich als rettender, lieber Engel. Aber nur, bis er genug über dich weiss. Er fühlt Freude daran, die anderen zu disqualifizieren oder herabzusetzen, sodass sie sich wie wertlose Würmer vorkommen und er wie ein Sonnenschein brillieren kann. Er selber konnte seine Ziele nicht erreichen. Passe auf, dass du von dieser Krankheit nicht angesteckt wirst. «Steh doch nicht wie ein Idiot da, lauf doch weiter!» Der Disqualifizierende kann auch in der Öffentlichkeit aggressiv werden und immer wieder versuchen, dich zu demütigen. Er wird versuchen, dich ständig aus der Ruhe zu bringen, sodass du nicht mehr für dich selbst denken kannst. Er kommuniziert am liebsten schreiend oder abwertend mit Kopfschütteln.

Sag NEIN ohne Angst

Dein Nein ist zehnmal wichtiger als dein Ja. Nein zu allem Toxischen sagen zu können, ist dein Recht und gleichzeitig das Ja für dein freudiges Leben. Lebe in der Gegenwart. Erschaffe dir deine eigene Realität, sodass es für dich stimmt. Erfinde dein neues Selbst. Du bist aus der Energie der ewigen Kreativität geschaffen. Also sei kreativ mit dir. Gestalte dein Leben nach deinen eigenen Vorstellungen, deinem eigenen Geschmack. Sprich in der alkoholfreien Gruppe oder mit mir darüber. Sich verantwortungsvoll selbst zu helfen, ist die Lebensaufgabe eines jeden Menschen. Keiner auf diesem Planeten ist so befähigt oder so talentiert, dass er alles alleine schaffen kann. Hilfe anzunehmen, ist die Krönung deiner Selbstevolution.

Nüchtern mit Freude leben

Nüchtern zu leben, ist nach meiner Meinung die beglückende Harmonie zwischen unserer Vernunft und unserem Unterbewusstsein.

Es ist wissenschaftlich bewiesen, dass Menschen, die mit einer nüchternen Freude leben, viel gesünder, vitaler und erfolgreicher sind als Traurige und Depressive. Dein Leben gehört nur dir und du bist hier, um glücklich zu sein. «Freu dich des Lebens», ist der höchste Sinn des Lebens.

Teste die Kraft des natürlichen Enthusiasmus als deine neue emotionale Kraftquelle auf dieser Reise auf dem Planeten Erde. Jeder Mensch hat das Recht auf ein glückliches Leben. Wir sind zum Glück und zur Freude bestimmt, nicht zum Leiden und zum Unglück. «Freut euch zu jeder Zeit» steht in der Bibel (Thessalonicher 5.16).

Von Natur aus sind wir fröhliche Wesen. Auf dem Weg des Lebens verlieren wir oft die Freude und bleiben verstrickt in die seelischen Blockaden, die unsere Freude untergraben. Wir werden unbewusst Opfer fremder oder eigener Blockaden. Diese Blockaden bringen uns ein langes Ritual des seelischen Erleidens.

Deine Lebensfreude ist deine beste Investition, dein Kapital, unabhängig davon, ob es den anderen gefällt oder nicht. Leider kannst du es nicht allen recht machen. Erwarte nicht, dass die anderen deine Freude aktivieren.

„Ich verdiene es, erfolgreich zu leben, ich vertraue darauf, dass die Dinge sich für mich zum Besten wenden"

Wir alle wollen Spass im Ausgang haben

Als junge Menschen trinken die meisten von uns gerne gelegentlich ein Glas Wein oder Bier. Für viele von uns ist der Zug aber nach einigen Jahren des Alkoholkonsums abgefahren, mit uns an Bord. Ohne es richtig gemerkt zu haben, sind wir Alkoholkranke geworden.

Niemand hat uns richtig vor den Folgen des Alkoholkonsums gewarnt. Wenn man regelmässig Alkohol konsumiert, entsteht eine Krankheit. Wenn man mit dem Trinken aufhören möchte, ist diese Krankheit bereits ausgebrochen. Das Aufhören wird ein langes und bitteres Erlebnis. Nur 10% bis 20% schaffen es. Die 80% bis 90% die es nicht geschafft haben, sind meiner Meinung nach nicht dazu verdammt, als Alkoholiker zu sterben - sie haben den Weg nur nicht sofort gefunden und viel zu früh resigniert aufgegeben. Es ist aber zu schaffen!

Bei Partys, Konzerten, in der Discos oder einfach im Ausgang wird Alkohol konsumiert, ohne sich der Folgen bewusst zu sein. Wir würdigen uns selbst nicht mehr, wenn wir einen Absturz erfahren oder zu viel trinken. Wir erfüllen uns mit Selbstmitleid, Schuldgefühlen oder Unzufriedenheit, weil wir es nicht schaffen, wie viele andere Menschen einfach nur ein Glas Wein oder ein kaltes Bier zu geniessen. Wir hassen uns dafür, dass wir die Selbstkontrolle verlieren.

Der freiwillige Abschied vom exzessiven Alkoholkonsum wird erst nach vielen bitteren Erfahrungen zu einem Ziel, und zwar nicht durch Intelligenz, sondern durch das immer grössere Leiden. Warte also nicht zu lange.

Auch für mich war es zuerst wirklich schwer, im Club nicht mehr mitzutrinken. Die gute Musik (ich tanzte mit den tanzfreudigen Gästen) und die mitreissende Atmosphäre hatten eine Sogwirkung. Deshalb habe ich lange Zeit danach keinen Nachtclub mehr besucht. Erst als ich wieder mit beiden Beinen auf festem Boden stand, habe ich wieder ab und zu einen Club besucht.

Endorphine, die wahren Drogen des Glücks

Unser Gehirn macht von alleine sehr starke aber völlig natürliche Drogen, es sind die sogenannten körpereigenen Glückshormone, auch Endorphine genannt. Sie wirken im Belohnungszentrum des Gehirns – und wenn sie wirken, empfinden wir Glück.

Unser Belohnungszentrum wird leider durch den Alkoholkonsum manipuliert. Es braucht dann immer mehr und mehr Alkohol, um Glück zu empfinden. Am Anfang fühlen uns mit einem Glas Wein oder Bier aber erstmal glücklicher und besser.

Endorphine haben eine starke Wirkung auf unsere Neuro-transmitter im zentralen Nervensystem, wie Jack Lawson in seinem Buch mit dem Originaltitel «Endorphins» schreibt.

Die Kunst, nüchtern glücklich zu sein, ist daher nichts anderes als die Kunst, unsere Endorphine auf natürlichem Weg täglich zu aktivieren.

Wenn wir ein Glas trinken, werden unsere Endorphine angeregt und wir fühlen uns leichter und wohler. Unser Stress wird für einige Stunden vergessen und wir bekommen mehr Furchtlosigkeit, da Alkohol Hemmungen abschwächt.

Tatsache ist, dass wir uns am *Tag danach* schlechter fühlen als je zuvor. Wieso? Es ist wissenschaftlich bewiesen, dass die Endorphin Ausschüttung nach Alkoholexzessen stark vermindert ist. Logischer-weise fühlen wir uns nach einem Absturz miserabel.

Es ist ganz entscheidend, dass du diese Prozesse in deinem Körper verstehst. Der Mensch sucht nach Glück, seit er aus dem Paradies vertrieben wurde. Unser Glück entsteht durch die Aktivierung unserer Endorphine – Alkohol und andere Drogen sind eine gefährliche Abkürzung, die die Natur nicht vorgesehen hat.

Dein Körper ist fähig, eine belebende und heilende Droge selbst herzustellen, die hundertmal stärker ist als Alkohol. Sie ist ganz natürlich und ohne eine einzige negative Nebenwirkung. Mach dir klar, dass du mit deinem Alkoholmissbrauch bewusst oder unbewusst den gleichen Zustand suchst, den du gratis durch die körpereigene Droge Endorphine bewirken kann.

Endorphine sind erstaunlicherweise auch starke biochemische Analgetika (Schmerzmittel). Das gilt als eine der sensationellen wissenschaftlichen Entdeckungen des letzten Jahrhunderts. Glück, Freude und Erfüllung sind also immer auch ein biochemischer Prozess in unserem Körper. Die Endorphine können nicht nur unseren Leib heilen, sondern unseren ganzen Organismus regenerieren und ihm neuen Lebensglanz verleihen.

Wer danken kann, für den bekommt die Welt ein neues Gesicht.

Kleine Schritte sind besser als keine Schritte

Wenn du dir ein neues Velo kaufst, wirst du dabei mehr Freude empfinden, wenn genug Endorphine da sind. Ansonsten hast du gar keine oder sehr wenig Freude an deinem neuen Velo.

Drogen wie Alkohol, Kokain, Cannabis und Heroin wirken, weil unser Organismus darauf vorbereitet ist, sie aufzunehmen und darauf zu reagieren. Diese Stoffe nutzen natürliche Mechanismen im Gehirn, aber viel zu stark und ohne jede Bremse. Auf Dauer ist es so, als würde man mit einer kleinen Atombombe die Wohnung heizen – das kann nicht gut gehen.

Werbung und Marketing arbeiten heute mit geschickten Methoden daran, Alkoholkonsum bei Jugendlichen zu verharmlosen und ganz normal zu machen, immer öfter und an immer mehr Orten. Viele junge Menschen konsumieren Alkohol, ohne sich der Konsequenzen und negativen Folgen für ihr Leben bewusst zu werden. Man sollte die jungen Generationen schon während der Primarschulzeit mit Vorträgen und Filmen vorwarnen, am besten von «Betroffenen», die ihnen bewusst machen, dass die Gruppenstimmung in Bars, Discos und bei Konzerten sehr stark und nicht zu unterschätzen ist. Bei allen Partys gibt es Drogendealer, das ist heute ganz normal.

Wichtig ist bei unserem Entschluss zu bleiben. Mit Selbstwert, andere gegenüber unseren Standpunk so überzeugend zu vertreten, dass sie ihn akzeptiere.

„Nein Danke ich möchte jetzt wirklich ganz Nüchtern bleiben"

Liste der 6 grössten Endorphin-Killer

1. **Heroin macht deine eigenen Opiate (Endorphine) wirkungslos.** Heroin ist eine sehr gefährliche Droge, die schnell süchtig macht, oft schon nach der ersten Einnahme. Spätestens nach ein bis zwei Wochen ist der Konsument seelisch und körperlich abhängig. Die Pharmafirma Bayer entwickelte (aus Opium) Heroin und brachte es 1898 in Tablettenform auf den deutschen Markt, wo es 20 Jahre lang als starkes Schmerzmittel verkauft werden durfte. Weil es offensichtlich süchtig machte, wurde es vom Markt genommen.

2. **Marihuana und Haschisch (Hanf/Cannabis)** vernichten deine Endorphine langsam aber sicher bei einem Konsum über längere Zeit. Haschisch wird immer wieder als *Einstiegsdroge* bezeichnet. Da Haschisch illegal (verboten) ist, wird es oft im Umfeld der Dealer (Drogenhändler) auf dem Schwarzmarkt gehandelt, die auch mit härteren Drogen wie Kokain, Ecstasy oder Heroin handeln. An noch gefährlichere Drogen zu kommen, ist dadurch einfacher. Ausserdem kann schneller die Hemmschwelle fallen. «Warum nicht einmal etwas anderes ausprobieren, wenn man schon mal an einem Joint gezogen hat», denken sich viele. Der Absturz in eine «Drogenkarriere» ist für suchtgefährdete Menschen also nahe.

3. **Alkohol** vernichtet mit jedem Absturz einen Teil der Endorphine. Nach ca. 5 bis 10 Jahren regelmässigen Alkoholkonsums wird es sehr kritisch. Alkohol ist ein gefährlicher Giftstoff, der auf das Nervensystem wirkt, speziell auf das Gehirn. Wenn wir alkoholisiert sind, können wir auch Haschisch, Kokain oder andere harte Drogen zu uns nehmen, weil wir nach den ersten Gläsern sehr unvernünftig werden und die unnatürliche Glücksspirale in Gang kommt. Ein Labyrinth, aus dem viele Menschen nicht ohne grosse psychische und physische Schäden wieder entkommen, wenn überhaupt.

4. **Kokain und Crack** zerstören viele Endorphine sofort. Kokain kann zu Herzrhythmusstörungen führen und einen Herzanfall zur Folge haben. Auch Schlafentzug als Folge des Kokainkonsums kann den Körper extrem belasten und zu Zusammenbrüchen führen. Der Drogenhändler ist meist selber süchtig und braucht sehr viel Geld, um seine eigene Sucht zu finanzieren. Er kann den Konsumenten eine neue Droge kostenlos abgeben, damit dieser auch davon süchtig wird und immer wieder bei ihm kauft.

5. **Ecstasy** zerstört viele Endorphine sofort. Ecstasy ist ein künstlich hergestellter Aufputsche. Als Partydroge wird die *bunte Pille* seit den 1990ern überall gehandelt.

Der regelmässige Konsum von Ecstasy führt vor allem zu seelischer Abhängigkeit. Ein weiteres Risiko gerade bei Ecstasy (aber auch bei anderen Drogen) ist, dass der Konsument nicht wirklich weiss, was er eigentlich zu sich nimmt. Häufig sind die synthetischen Pillen aus Kostengründen gestreckt. Sie enthalten also weitere chemische Stoffe, die sehr schädlich für den Körper sein können.

6. **Nikotin**. Die Abhängigkeit entwickelt sich, während wir rauchen. Zigaretten werden vor allen aus der Tabakpflanze (Nicotiana Tabacum) hergestellt. Jedenfalls ungefähr zur Hälfte – die andere Hälfte besteht aus giftigen Zusatzstoffen, die dafür sorgen, dass es gleichmässig glimmt und dass es im Hals nicht unerträglich kratzt.

Nikotin ist das Insektengift, mit dem sich die Pflanze vor Insekten schützt, es ist also im Prinzip ein Insektenvernichtungsmittel, das auch auf das menschliche Nervensystem wirkt.

Die Pflanze hat zwei Teile: die Samen, die fast frei von Nicotin sind, und die getrockneten Blätter. Jede Zigarette enthält zwischen 1% und 10% Nikotin und in Nicotiana rustica konnten sogar bis zu 18% Nikotin nachgewiesen werden. Der Wirkstoff Nikotin ist hochgiftig. Man kann Nikotin mit Kokain, Morphium oder Heroin vergleichen. Wenn man eine einzige Zigarette aus purem Nikotin rauchen würde, würde man augenblicklich sterben, fünf Zigaretten zu essen hätte di egleiche Wirkung. Nikotin ist die Ursache der Abhängigkeit. Man kennt nur ca. 30 % der Auswirkungen im Organismus des gewöhnlichen, alltäglichen Rauchers. Jeder sechste Todesfall in der Schweiz ist auf das Rauchen zurückzuführen.

Ich habe 27 Jahre lang selbst geraucht. Autodidaktisch habe ich eine CD gegen das Rauchen aufgenommen und mein Unterbewusst-sein mit starken Gefühlen gegen das Rauchen neu programmiert. Ich hörte die Suggestionen vor dem Einschlafen während 7 Nächten hintereinander. Danach konnte und wollte ich keine einzige Zigarette mehr rauchen. Es wurde mir übel. «Pfui Teufel!»

Toxicomanie / Rauschgiftsucht

Leider ist Drogenkonsum bei Jugendlichen keine Seltenheit. Am Sonntagmorgen sehen wir junge Menschen auf den Strassen, die schwankend von der Party nach Hause gehen. Meist sind sie alleine oder in kleinen Gruppen unterwegs. Sie haben Alkohol und mehrere Drogen zu sich genommen.

Gerade diese Altersgruppe gilt als besonders gefährdet, da bei Jugendlichen oft Unzufriedenheit und impulsives Verhalten vorherrscht. Auch der Mangel an Zukunftsperspektiven spielt eine wichtige Rolle. Sie suchen mit Drogen eine Erleichterung aus ihrem inneren Stress.

Eine Drogensucht liegt vor, wenn mindestens drei der folgenden Kriterien im letzten Jahr erfüllt wurden:

a. Das Verlangen, die Droge einzunehmen, ist mental programmiert und für dich oft unüberwindbar.

b. Du freust dich, für einige Stunden aus deiner unangenehmen Lebensperspektive zu flüchten.

c. Es bestehen bei dir körperliche Entzugssymptome wie schwere Schlafstörungen.

d. Du brauchst immer grössere Mengen, um die gewünschte Wirkung zu erzielen.

e. Du hast Probleme in der Schule, bei der Arbeit und du vernachlässigst deine Verpflichtungen mehr und mehr.

f. Du brauchst ständig Geld und bist finanziell von Familienangehörigen, Kollegen, Bankkrediten oder Sozialämtern abhängig.

g. Du weisst, dass es dir nicht guttut - doch trotz schädlicher Folgeerscheinungen kannst du nicht mit dem Drogenkonsum aufhören.

1. Ursache: Das Elternhaus

Wir sollten den Mut haben, diese zerstörenden Trinkrituale vorbildlich zu stoppen, damit sich dieser unerwünschte Brauch nicht mehr weiterverbreitet, weder bei unseren Kindern noch bei unseren Enkelkindern. Zeigen wir ihnen, wie sie sich in diesem hypothetischen Fall verhalten sollen, um sich aus dem Untergang durch Alkohol und Drogen retten zu können. Sei dir selbst dein bestes Vorbild und stoppe sofort den Alkoholkonsum. Werde alkoholfrei und glücklich.

Wenn unsere Kinder damit aufwachsen, dass wir regelmässig grössere Mengen Alkohol trinken, Marihuana rauchen, Kokain schniefen oder andere Drogen zu uns nehmen, werden sie dies als etwas völlig Normales ansehen. Jugendliche möchten gerne erwachsen sein und verhalten sich, was das Trinken oder den Drogenkonsum angeht, sehr oft genau gleich wie die Eltern.

2. Ursache: Beliebte Kollegen nachmachen

Auch unsere Umgebung kann dazu beitragen, dass wir Drogen konsumieren. Befinde ich mich in einer Gruppe, in der Rauschgift an der Tagesordnung ist, dann kann ich mich oft nicht entziehen. Aber auch ein sympathischer, aufgestellter Kollege, der selber drogen-süchtig ist, kann schnell zum Drogenkonsum verführen. Ich verhalte mich dann genau gleich wie der Kollege. Ich übernehme seine Lebenseinstellung, seine Manieren, die Art, wie er lacht. Ich bin seine Kopie.

Meine ersten und schlimmsten Abstürze waren immer in Begleitung von guten und lustigen Kollegen. Ich habe diese *Saufkumpane* geliebt, als wären sie meine besten Freunde. Es war schön, mit ihnen auszuflippen und ein wenig die Grenzen der Vernunft zu überschreiten. Die Konsequenzen sind aber früher oder später unvermeidlich. Das Leben brachte mir die Rechnung. Ich habe sie bezahlt und mit dem Trinken abgeschlossen.

3. Ursache: Emotionale Unreife

Eine weitere Ursache für Drogensucht besteht darin, wie schnell eine Droge psychisch und/oder körperlich abhängig macht und wie leicht es ist, an sie heranzukommen. Wir empfinden es als «Kick», etwas einzunehmen, das eigentlich verboten ist. Der Drogenkonsum gilt auch als eine Rebellion gegen Familie oder Gesellschaft. Drogenabhängige sind oft Menschen mit einem geringen Selbstwertgefühl, oft haben sie von den Eltern zu wenig Liebe erhalten. Sie sind manchmal missbraucht oder von der Gesellschaft ausgenutzt worden. Sie sind den Lebensnormen gegenüber eher negativ eingestellt und rebellieren gegen die normale Tagesordnung. Sie sind innerlich emotionale kleine Kinder mit einem erwachsenen Körper. Sie hatten während ihres Lebens keine Möglichkeit, emotional richtig zu reifen.

4. Ursache: Fröhliche Trink Rituale

Ich war sehr glücklich. Mit 30 Jahren hatte ich alles, was man sich als Mann wünschen kann. Ich war jung und fit, hatte zwei gesunde Kinder, eine sehr attraktive und ordentliche Frau, eine schöne inspirierende Geliebte, unglaubliche berufliche Erfolge. Ich war der Mittelpunkt des Nachtlebens in Zürich, sehr gut finanziell gestellt und vor allem hatte ich eine positive Einstellung zum Leben.

Ich konnte so viele Freuden auf einmal in meinem Leben nur feiern. Es ging nicht anders. Es war eine Explosion der Freude in meinem Herzen. Ich war auch grosszügig und lustig wie mein Vater und tanzte im Flamingo-Club sehr viel. Die Mega-House-Classic-Musik von DJ Roger beflügelte mich. Ich tanzte stundenlang mit den begeisterten House-Funky Tänzerinnen und -Tänzern der Welt.

Im ganzen Club und auf der Tanzfläche war eine phänomenale enthusiastische Gruppen Atmosphäre. Die starke und hoch qualitative Musik Anlage, ermöglichte, mit der „Classic House Mix von DJ Roger" völlig zu verschmelzen.

Zusammen mit anderen Tanzbegeistern zu tanzen war im Flamingo Club für uns alle ein unvergessliches Erlebnis.

Wir mussten nirgendwo hingehen, um tolle Tanzshows zu sehen. Auf unserer Tanzfläche im Club waren die besten und schönsten Tänzerinnen und Tänzer. Das Alkoholtrinken war für mich ein fröhliches Ritual, das aber mit den Jahren zur Abhängigkeit führte.

„Die wahre Lebenskunst besteht darin, im alltäglichen das Wunderbare zu sehen"

Lernen, alkoholfrei und drogenfrei glücklich zu sein.

Heute tanze ich alkoholfrei und drogenfrei und trotzdem (oder gerade deswegen) mit sehr viel Freude.

Diese Freude bleibt dann in mir mehrere Tage spürbar. Deshalb war und bin ich immer noch ein ausflippender Tänzer. Ich liebe es einfach, Freude zu haben und das auch zu zeigen.

Ich denke, man sollte neue alkoholfreie und drogenfreie Partys organisieren. Wir brauchen kein Alkohol, wir brauchen keine Drogen, um glücklich auszuflippen. Wir sind von unserem Ursprung her schon freudige Wesen. Finde während fünf Minuten Zeit, dich mit schöner Musik zu erfreuen. Tanze mit schöner Musik. Sei kreativ und werde glücklich - alkoholfrei und ohne andere Drogen.

Rudy, 56 Jahre

Rudy kam zur Hypnosebehandlung. Er hatte seit Jahren schwere Probleme in seinem Leben. Er war müde und hatte wenig Lebensfreude. Eine schmerzliche Scheidung, die er noch nicht verdaut hatte und die ihn immer wieder emotional zu Boden brachte, lag hinter ihm. Er konnte diese traurige Trance des Verlassenwerdens nicht überwinden, war arbeitslos und fand seit Jahren keinen Job mehr. Er hatte eine neue Freundin, die ihm fast alles bezahlte und mit der er sich jeden Abend mit Wein betrank.

Bei der Hypnosebehandlung kam heraus, dass nicht die schmerzliche Scheidung von seiner Ex-Frau der Ursprung seiner Trance war, sondern der Umstand, dass sein Vater sich von seiner Mutter scheiden hatte lassen, als er vier Jahre alt war. Sein Vater war mit einer neuen Frau zusammengezogen. Er fühlte sich als Kind von seinem geliebten Vater verlassen. Seine Mutter war hilflos und weinte oft. Die Blockade im Unterbewusstsein der Kindheit hatte sich durch das ähnliche Verlassen werden von seiner Frau aktiviert - wieder die gleiche Trance.

Ich versetzte ihn mit einfachen Übungen in eine Hypnose und nahm die Hypnose gleichzeitig auf einer CD auf. Rudy hörte die CD vor dem Einschlafen an und konnte vieles loslassen. Es ging ihm emotional bald besser.

Er trank aber weiterhin am Abend viel Wein. Ich lud seine neue Freundin und ihn gleichzeitig zur Hypnose ein. Sie wollte vor dem Einschlafen immer ein Glas Wein und dann eine heisse, romantische Nacht mit ihm verbringen. Sie hatte kein Problem mit dem Alkohol. Sie konnte ein Glas trinken und das war es. Rudy aber war ganz anders. Er trank ein bis zwei Flaschen. Er war seit Jahren alkohol-krank. Obwohl ich ihr ganz klar gesagt habe, dass dieses Glas Wein am Abend für ihn nicht gut sei, weil er keine Kontrolle mehr über sich habe, beharrte sie auf ihrem Glas Wein für die romantischen Abende mit ihm. Er solle doch mit der Hypnose lernen, weniger zu trinken. Wir Betroffenen wissen aber, dass das nicht geht. Ein Alkoholkranker kann nicht einfach ein Glas Wein oder nur ein Bier trinken.

Ich habe ihm die Tabletten Antabus empfohlen. So könnte seine Freundin ihr Glas Wein trinken und er etwas anderes. Er hörte mit dem Trinken auf - und sie trennte sich von ihm. Für sie war er nicht mehr derselbe romantische Gigolo.

Durch das Internet hat er eine neue Freundin kennengelernt. Er lebt glücklich und hat sich bei den Anonymen Alkoholikern in Zürich gemeldet. Er lebt alkoholfrei und hat einen neuen Job als Versicherungsangestellter gefunden. Auch hier war das Umfeld der Antreiber zum Alkohol.

José, 64 Jahre

José lebt seit seinem 16. Lebensjahr mit Drogen. Zuerst waren es Joints. Ein Freund im gleichen Alter verführte ihn zum Mitrauchen. Danach nahm er LSD, begann auch, Alkohol zu trinken und Kokain zu konsumieren.

Zuletzt, da er nicht mehr schlafen konnte, nahm er Schlaftabletten. Er war geschieden und am Ende seiner Kräfte. Er trug sich mit Selbstmordgedanken, wie das üblich ist, wenn man jahrelang in Drogen und Alkohol gefangen ist.

Ich begleitete ihn wegen seiner Pensionierung zum Stadthaus und wollte ihm helfen, die nötigen Dokumente zusammenzutragen. Er konnte kaum mehr gerade laufen, war in sich selbst verloren, sagte mir mit letzter Atemkraft, er habe nichts mehr ausser den zwei Joints in der Tasche. Er zeigte mir die beiden Joints, als wären sie das einzig Wertvolle, das er noch in seinem Leben hat.

Ich begleitete ihn nach Hause. Mit einer ganz schwachen und zitternden Stimme bat er mich um Hilfe.

In der Nacht danach erwachte ich. Meine innere Stimme sagte mir, dass José jetzt sterben würde und ich ihm als Freund die Wahrheit sagen müsse. Am Morgen telefonierte ich mit ihm. «José, ich muss dir etwas ganz Wichtiges sagen. Du wirst jetzt sterben, du bist jetzt am Ende der Sackgasse. Entweder du steigst aus aus diesem miserablen Leben oder wir werden dich demnächst beerdigen. Ich muss es dir als Freund sagen, damit du von deinem Ende nicht überrascht bist!»

Er hat es verstanden und einen freiwilligen privaten 365 Tage Alkoholentzug unter meiner Kontrolle gestartet:

1. José nimmt unter ärztlicher Aufsicht Antabus-Tabletten.

2. Er fährt zweimal Mal die Woche ca. 1.5 Stunden mit dem Bike um den See.

3. Er soll seine eigene neue Identität erschaffen.

4. Als Belohnung für seine ersten 365 Tagen alkoholfreies Leben, wird er eine sechstägige Reise unternehmen.

Suchtgedächtnis

Wird ein Suchtstoff wiederholt konsumiert, kommt es zur Entwicklung eines sogenannten *Suchtgedächtnisses*. Man unterscheidet viele verschiedene Rauschgiftarten. Auch der Alkohol wird dazugerechnet. Jedes Rauschgift verursacht andere Krankheitszeichen, wenn der Konsument davon abhängig ist. Die wenigsten Betroffenen schaffen es ohne fremde Hilfe, vom Rauschgift loszukommen. Nicht immer steht jedoch hinter dem Konsum von Rauschgift die Suche nach Glück. Auch das Verweigern der als negativ und erdrückend empfundenen gesellschaftlichen oder familiären Verhältnisse dient oft als Motivation.

Der Betroffene wird vergesslicher, alles wird ihm gleichgültiger. Seine Kleider und Körperpflege lassen immer mehr nach. Bei übermässigem und/oder langjährigem Konsum kann die Drogensucht, Alkoholsucht oder Rauchsucht plötzlich und unerwartet tödlich enden.

Die Betroffenen beschönigen oftmals ihre Situation und geben sie gegenüber anderen Personen nicht zu. Ihr Unterbewusstsein ist mit Floskeln geladen: *Jedem das seine. Deswegen geht die Welt nicht unter. Mit Kollegen zusammen ein Bier zu trinken und einen Joint zu rauchen, ist himmlisch. Ein paar Bier können doch nicht schaden.*

Drogensüchtige oder Alkoholsüchtige neigen auch häufiger zu Selbstmordversuchen. Ihr Unterbewusstsein ist bereits mit Fremd- oder Selbstsuggestionen programmiert, die sie als Süchtige nicht mehr kontrollieren können.

8441 Menschen sind 2015 in der EU an den Folgen einer Überdosis gestorben, fast die Hälfte davon in Deutschland und Grossbritannien. Damit stieg die Zahl der Drogentoten zum dritten Mal in Folge, wie aus dem Jahresbericht der Europäischen Beobachtungsstelle für Drogen und Drogensucht (EBDD) hervorgeht.

Die Behandlung für Alkohol- und Drogensüchtige

Im Laufe unseres Lebens werden wir als Alkoholsüchtige mehrere schwere Krisen erleben. Spitaleinlieferungen, Jobverlust, Scheidung, Unfälle…

Irgendwann erleben wir eine ganz schwere Krise oder wir sehen den Tod vor uns. Diese Krise ist unsere Chance, uns vom Alkohol- und Drogenkonsum zu entfernen. So geht es nicht weiter. Entweder wir starten ein nüchternes Leben oder wir werden demnächst frühzeitig auf dem Friedhof enden. Wir sollen unseren Tod als eine Realität sehen können, die wir nicht länger verdrängen.

War das etwa schon alles in meinem Leben? Nach dem Notfall Spitalaufenthalt aktivierte ich mein emotionales Hoch. «Nein», sagte ich mir, «nicht mit mir! So dumm werde ich nicht sterben! Ich will alkoholfrei sein, nüchtern, fit und glücklich leben.» Alkohol- oder Drogensüchtige haben meist einen sehr weichen Kern, sind empfindlich und emotional oft sehr verletzlich. Sie verhalten sich gegen aussen, als wären sie selbstsicher. Das ist aber meist nur ein erlerntes Verhalten, um sich zu schützen.

Es macht keinen Sinn, Alkohol zu trinken – und doch finden wir immer wieder einen Grund. Die einen trinken aus Langeweile, die anderen aus Traurigkeit oder zum Feiern. Zu Beginn der Therapie müssen Alkoholkranke ihre Sucht selbst erkennen und diese sich selbst und der

Umwelt eingestehen. Sie müssen bereit sein, mit dem Alkohol oder den Drogen Schluss zu machen und ein neues, besseres Leben zu starten. Man kann Alkoholkranke oder Drogensüchtige aber nicht gegen ihren Willen zur Therapie zwingen. Sie müssen mit sich selbst im Reinen sein. Sie selbst müssen es wollen, sonst wird es in der Regel nichts von langer Dauer. Jede Krise ist eine Chance, aber nur, wenn man sie nutzt. Meine Chance ist mit anderen Betroffenen vom Blauen Kreuz sehr offen sprechen zu können. Ich spüre dort immer eine heilende Gruppenchemie.

Die alkohol- und drogensüchtigen Kollegen

Ich habe in meiner Vergangenheit Einheimische und Nicht Einheimische kennengelernt, die mit der Polizei, den Behörden, Institutionen und ihren Familien nicht einverstanden waren. Diese Menschen ergaben sich oft dem Alkohol- und Drogenkonsum als eine Art *Protest* gegen irgendetwas Unangenehmes oder ihrer Meinung nach Ungerechtes, das sie in ihrem Leben erfahren haben. Zu mir als Nachtclub-Manager waren sie sehr korrekt und freundlich. Mein offener Charakter und meine Art, als internationaler Mensch mit ihnen zu kommunizieren, unabhängig davon, wer sie waren, wie sie ihr Geld verdienten und woher sie stammten, gefiel ihnen sehr. (Ich habe in den Gassen der Altstadt von Madrid schon als Kind gelernt, zuzuhören und zu schweigen.) Wir hatten lange Gespräche bei den morgendlichen Stammtischen.

Diese Menschen, die täglich Alkohol und Drogen konsumierten, erzählten mir Dinge, die sie sonst niemandem erzählt hätten. Ich wurde für sie zu einer Vertrauensperson. Ich kann mich im Nachhinein nur bei allen diesen Menschen bedanken, die ich während der Flamingo-Club Zeit kennen gelernt hatte, auch wenn es paradox erscheint.

Es wurde immer wieder mit neuen alkoholischen Getränken angestossen, ab und zu am Tisch ein Joint geraucht und in der Toilette wurde ich oft eingeladen, Kokain zu konsumieren. Ich bin sehr dankbar, dass ich genetisch nur Alkoholiker bin. Marihuana, Gras und Kokain habe ich nur konsumiert, wenn ich betrunken war. Nüchtern würde ich es niemals tun. Ich war glücklich, so viele Kollegen und Freunde zu haben und wollte allen dankbar zeigen, wie stark ich als stolzer Spanier war: Ich konnte den ersten Jahren riesige Mengen Alkohol trinken und trotzdem noch auf dem Trottoir geradeaus laufen. Aber nach einigen Jahren war es ein anderes Schauspiel. Ich muss ausgesehen haben wie ein halb K.O geschlagener Stepptänzer, der versucht, nachhause zu finden.

Draussen auf der Strasse war es jeweils schon schön hell und   sonnig, wenn unsere Nacht vorbei war. Wir waren wie eine *Familie* des Nachtlebens, jeder von uns ein einzigartiger Nachtvogel. Während dieser Phase war auch ich sehr gerne Nachtvogel. Für mich war es dabei ein besonderes Privileg, so viele Lebensgeschichten im Vertrauen zu erfahren. Ich hatte wieder sehr gute Kollegen.

Viele Menschen haben nicht den Mut, nüchtern über ihren bedrückenden seelischen Kummer zu erzählen. Sie ziehen sich lieber zurück und behalten ihre Sorgen für sich, trinken oder nehmen lieber Drogen. Ein gutes offenes Gespräch kann Heilung in der Seele bringen. Deshalb sind die offenen Gespräche in meiner Hypnose-Praxis für viele Menschen befreiend. Ich kann sie verstehen, ich kann mich in ihre Realität versetzen, ich war auch einer von ihnen.

Der Mensch ist nicht dazu verdammt, innerlich einsam als Süchtiger zu leben. Jeder von uns braucht die Energie der bedingungslosen Liebe. Es kann merkwürdig klingen, wenn es hier so geschrieben steht. Aber jeder von uns braucht Menschen, die ihm vertrauen. Wir empfangen zum Beispiel sehr gerne die Dankbarkeit, die uns andere Menschen zeigen. Diese *Schwingungen* wirken gefühlsverstärkend, fast magisch. Endorphine überfluten dann das Gehirn, das ist heute bewiesen. Ausgeschüttet werden sie schon bei kleinen positiven Erlebnissen wie einem einfachen Händedruck, einer warmherzigen Umarmung, beim Blickkontakt, einem netten Lächeln, Lob etc.

Deshalb ist jeder Alkoholiker, jeder Drogensüchtige auch ein verzweifelt nach Liebe und Anerkennung suchender Mensch. Ich bin es auch. Aber diese Liebe ist in jedem von uns, wir müssen nur lernen, ihr in uns und Anderen zu begegnen. Ich weiss, es gibt viele unglaubliche Ungerechtigkeiten, die nicht zu erklären sind. Was auch immer wir erlebt haben, wir sollten uns bedingungslos Liebe schenken. Ein nüchternes und glückliches Leben für uns selbst zu finden und es auch anderen Menschen anzubieten, ist die Krönung all unserer Erfahrungen.

Zurzeit hält statistisch gesehen eine Liebesbeziehung in der Schweiz rund 7 Jahre. Jede dritte Ehe wird geschieden. Das heisst, viele von uns werden mehrere unterschiedliche Liebesbeziehungen erleben. Keine einfache Sache. Vor allem die Trennung ist meistens sehr traurig. Aber es hat auch viele Vorteile. Mit jeder neuen Beziehung lernen wir etwas Neues. Jeder Partner bzw. jede Partnerin bringt uns viele neue Botschaften in unser Leben und wir lernen schlussendlich, von niemandem und von nichts emotional abhängig zu werden. Lieben ist Freisein und Freilassen, um zusammen glücklich zu wachsen.

Natürlich ist die Beziehung zur Freundin oder Ehefrau ein sehr wichtigerer Faktor, um wieder alkoholfrei zu werden.

Wenn die Beziehung zu einem Partner oder einer Partnerin unser seelisches oder körperliches Wohlergehen gefährdet und wir ihn oder sie nicht verlassen, dann lieben wir uns zu wenig und wir sind wertlos. Auch hier Nein sagen und grenzen setzen. Wichtig ist das andere Menschen können zweifellos zu unserem Glück sehr beitragen, aber wirklicher Selbstliebe kommt aber nur aus dem eigenen Herzen und sich selbst fragen „Ist diese Beziehung gut für mich?

„Ich lerne dem Alkohol zu entkommen und mein neues Leben zu geniessen"

Denke zuerst an dich selbst

Sharon Wegscheider-Cruse ist die Präsidentin der Onsite Training and Consulting Inc. in Rapid City (Dakota, USA). Sie beschreibt in ihrem Buch «Learning to love yourself», wie man sich ein gesundes Selbstwertgefühl aufbauen kann. Sie schreibt, dass wir uns zuerst bewusst werden sollten, was wir alles in unserem Inneren tragen, wieviel schwerer, alter Schrott in unserem Unterbewusstsein liegt. Ich bin mit ihr völlig einig. Unser Unterbewusstsein ist wie ein Informationslager mit zwei Arten von Informationsquellen.

Das würdest du als inneren Monolog einer unwichtigen und *negativen* Person hören: «Ich glaube, ich bin nichts wert, auch bin ich nirgends willkommen. Ich bin nicht bereit, ausgenützt zu werden. Deshalb sind mir die Probleme der Menschen ganz gleichgültig. Ich schaue nur auf mich selbst, ich fühle sowieso, dass ich gar nicht weiterkomme. Ich habe ohnehin keine Erwartungen oder Hoffnungen. Es kommt sicher noch Schlimmeres.»

Falls dir möglich wäre, den inneren Monolog eines wertvollen *positiven* Menschen zu hören, dann würdest du Folgendes hören: «Ich betrachte mich selbst als eine wertvolle und wichtige Person. Ich fühle, dass ich nicht mehr wert bin als andere Menschen, aber auch nicht weniger. Sehr oft habe ich eine positive Bereitschaft, andere Menschen erfolgreich zu beeinflussen. Obwohl ich mich sehr oft ungeschickt verhalte, bin ich doch bereit, anderen Menschen zuzuhören und mich weiter zu ändern und stärker zu sein.»

Es gibt bei diesen beiden Einstellungen eine ganz andere Resonanz in unserem Unterbewusstsein. Irgendeinmal im Laufe meines Leidensweges habe ich aufgehört, weiter zu jammern, mir abgewöhnt, den Grund oder die Ursache meiner Abstürze zu suchen, und gelernt, langsam meine Schultern wieder hochzuziehen, gelernt, trotz allem aufrecht zu gehen. Ich habe mich entschlossen, mit Selbstwertgefühl zu leben und mit Zufriedenheit und Dankbarkeit weiterzuleben, solange ich auf der Erde bin.

Es ist fast nicht möglich, einen gesunden Selbstwert zu haben, wenn wir weiter trinken und uns selbst damit zerstören, wenn wir mit Menschen kommunizieren, die unsere Seelen und Leben vergiften.

Wir sollten als Erwachsene lernen, uns selbst zu lieben, und dies trotz aller Fehler in der Vergangenheit. Ich musste es selber auch lernen, über den vielen dummen Geschichten in meinem Leben zu stehen und zu erkennen: «Ja, das war ich! Heute bin ich aber anders. Ich bin nicht perfekt, habe aber aus meinen Fehlern gelernt, mich entschuldigt und respektiere und liebe die Menschen und mich selber».

Liebe dich selbst und alles wird sich ändern

Die Amerikanerin Louisa L. Hay ist Autorin mehrerer Bestseller, die auch mir sehr geholfen haben. Sie ist wie ich der Meinung, dass wir uns unsere Eltern selbst aussuchen, um spirituell zu wachsen und uns selbst zu (er)finden.

Aus dieser Sicht kann ich mich bei meinen Eltern nur bedanken, dass ich mich durch sie mich selbst als Essenz des ewigen Lebens erfinden konnte. Es ist ein wunderbares Geschenk. Mich selbst zu lieben, ist das Beste, was ich für mich selbst tun kann. Für meine Mutter war ich eher ein böses Kind. Ich war *Rebell* und wurde von meiner Mutter seit meiner Kindheit oft mit Gewalt erzogen. Es war eine innere Befreiung, mein inneres Kind zu lieben und vom negativen Glauben zu entlasten. Von da an hat sich mein Schicksal verändert.

Ich lernte, und bin immer noch dabei zu lernen, meine emotionale innere Verletzlichkeit, den Stress oder die Ungeduld wahrzunehmen und zu erkennen. Mein inneres Kind braucht immer wieder Anerkennung und vor allem bedingungslose Liebe, Trost, Spiel und Sport. Und es will immer wieder in die Gassen von Madrid zurückkehren. Wer soll meinem vergessenen inneren Kind dieses Glück herbeibringen? Nur ich selbst kann das! Wer denn sonst? Ich bin der beste Freund meines inneren Kindes geworden und habe 100% Verantwortung für all seine Gedanken und Gefühle übernommen. Ich habe gelernt, alle seine Emotionen - auch die unangenehmen, wie Angst,

Wut, Herabsetzung, Zorn, Enttäuschung u.s.w. - zu respektieren, sie zu achten und mit bedingungsloser Liebe zu empfangen und sie mit viel Liebe behutsam *einzupacken*. Alle Emotionen werden immer bedingungslos geliebt, das ist mein Grundsatz.

Ich lerne jeden Morgen, den Tag fröhlich und mit positiven Affirmationen zu starten. Ich tue das, was ich tun muss, um meine innere Welt nüchtern und glücklich zu halten. Ich höre gerne aufbauende Musik und CD-Texte, die mich ermuntern, ich selbst zu sein, und dies authentisch und ohne alte Komplexe.

Zuerst sollst du dich selbst lieben und erst dann bist du fähig, deinen Nächsten zu lieben. Unser Körper schreit nicht nach unkontrolliertem Essen oder Trinken oder Rauchen, oder Drogen, sondern unsere Seele sehnt sich nach echter Selbstliebe.

Sich selbst zu lieben, was heisst das? Beginne jeden Tag mit einem schönen Lächeln in deiner Seele, mit Gedanken, Affirmationen und Taten der Freude und Dankbarkeit nur für dich selbst. Sich selbst Liebe zu schenken, ist unser erstes neues Ritual.

Ich denke, dass alle Süchte seelische Sehnsüchte nach innerer Freiheit sind. Bedingungslose Liebe zu uns selbst kann eine gute Beseelung sein. Wenn wir viel Alkohol trinken, wenn wir zu viel essen und übergewichtig sind, wenn wir uns unglücklich fühlen, weil wir uns selbst noch nicht genug Liebe schenken können, dann versuchen wir, irgendwie den Ursprung dieser inneren Unruhe oder Leere, die wir aus Erlebnissen, Erfahrungen, Enttäuschungen der Vergangenheit mittragen, zu ignorieren oder zu vergessen. Mit Hypnose oder durch eine neue Einsicht aus Büchern und CDs können wir diese in unserem Unterbewusstsein gespeicherten Gefühle verändern. Wir sollten akzeptieren, dass wir Menschen uns manchmal sehr ungeschickt verhalten. Es ist eine Phase unseres Lebens. Für mich gab es diese Phase auch, wie du weisst.

Wir sollten intelligenterweise mit allen unseren Gefühlen Frieden schliessen, um eine dauernde innere Harmonie zu erlangen. Uns selbst und anderen Menschen zu verzeihen und zu vergeben ist unverzichtbar, wenn wir glücklich leben möchten.

Liebe alle deine Emotionen bedingungslos

Werner Ablass ist ein Deutscher Autor, der sich schon als junger Mann brennend für Weisheitslehren und Erfolgsphilosophien interessierte. Er hat mehrere Bücher darübergeschrieben, wie man sich am besten selbst lieben kann. Sein Buch «Leide nicht – liebe», erschienen im Omega Verlag, hat mir neue Impulse über die reine Liebe nahegebracht.

Dieses Buch zeigte mir auf, wie ich trotz all der emotionalen Schwierigkeiten in meinem Leben aus jeder Situation wieder in die befreiende Schwingung der Liebe zurückkehren kann.

Es ist für mich sehr bereichernd, alle meine Emotionen so zu lieben, als wären sie zum Beispiel meine eigenen Geschöpfe oder meine Kinder.

Man kann tatsächlich die sehr unangenehmen Emotionen wie Enttäuschungen, Schuldgefühle, Ärger, Ängste u.s.w. mit Liebe und Respekt empfangen und diese Emotionen wie ein kleines Kind umarmen, und so Liebe senden, bis das innere Kind wieder voll im Licht der Liebe schwingt. Das heisst, die niedrigen Schwingung   -wie Enttäuschungen, Schuldgefühle, Ärger, Ängste u.s.w. – werden durch die höhere Schwingung der Liebe energetisch geändert. Wir befreien uns dadurch von unan-genehmen Emotionen und unsere Lebensqualität wird bereichert. Ich habe somit - Gott sei Dank- eine hilf dir selbst Methode in der Hand, die mir die Möglichkeit schenkt, mich selbst emotional zu heilen: Alle meine Emotionen - ohne Ausnahmen - Gott sei Dank, mit bedingungsloser Liebe anzunehmen!

Ich habe gelernt ein freier Mensch zu sein. Anders geht es nicht bei mir. Ich war überall einen Auswanderer. So könnte ich auch vieles ausgezeichnetes lernen. Auch während meiner Kindheit war ich immer wieder in Spanien in neuen Dorfer. Mal bei der Grossmutter, mal bei der Tante, mal bei der anderer Grossmutter. Heute fühle ich mich reif und habe gelernt andere die anders sind oder anders denken zu respektieren.

Ich übe immer wieder, schon am Morgen, mich mit bedingungsloser Liebe zu verbinden. Auch ich weisst, ich bin nicht perfekt, aber die anderen Menschen sind es auch nicht. Das Leben bringt mir immer wieder neue Herausforderungen mit dem Alkoholfreien leben.

Im Jahr 2001 hatte ich in Griechenland in den Ferien eine fürchterliche Diskussion mit meiner damaligen italienischen Freundin. (Sie hat mir von Anfang an gesagt, sie ertrage keinen Alkoholiker als Freund. Ich solle mir das merken). Ich war komplett ausser mir und wollte die Ferien am nächsten Tag abbrechen. Ich begab mich zur Hotelbar, entschlossen, meinen Zorn mit Alkohol zu bereinigen und mich nach einem Jahr wieder zu betrinken.

Als ich auf dem Barhocker sass, stand plötzlich im Geiste Frank vom Blauen Kreuz neben mir. Er sagte mir mit seiner sachlichen Stimme ganz langsam: «Helio, selbstverständlich kannst du dich betrinken, wenn du es wirklich möchtest, aber bist du wirklich jetzt bei dir selbst? Bist du nicht wieder unkontrolliert emotional? Willst du dein alkoholfreies Jahr in den Müll werfen?», Ich nahm mir Zeit für die 10-SekundenTeilentspannungs-technik. Ich nahm zehn tiefe Atemzüge und atmete neue Kraft ein und meinen momentanen Frust aus. Ich kehrte zum Verstand zurück, bestellte bei der schönen Bardame ein alkoholfreies Bier (das mir übrigens viel besser schmeckt als das mit Alkohol) und kehrte entspannt und befreit von meinem Zorn ins Zimmer zurück. Ich entschuldigte mich bei meiner Freundin und wir spazierten danach ganz beruhigt bei Vollmond den Strand entlang. Ich lernte, meine negativen Gedanken und zerstörenden Emotionen selbst zu kontrollieren. Es wurde noch ein wunderschöner Abend.

Die 10 x atmen Teilentspannungstechnik

Nimm dir Zeit, ziehe dich an einen ruhigen Ort zurück und atme einige Male ruhig und tief frische Luft rein und alle deine Blockaden langsam raus.

Dann:

Aufrecht stehen bleiben, tief einatmen und dabei die Schultern zu den Ohren hochziehen. Kurz den Atem anhalten. Dann beim Ausatmen die Schultern lockerlassen.

 Das machst du 10-mal.

Jedes Mal die Schultern locker fallen lassen, dabei gleichzeitig beim Ausatmen laut sagen: «Ich bin emotional ganz ruhig .»

Am Schluss, nach 10 x wenn die Schultern entspannt sind und du ausgeatmet hast, sage die Formel:

Wiederhole dieses einfache Ritual jeden Tag.

„Jetzt bin ich frei, ich liebe mich und fühle mich ganz wohl“

„Ich habe alles in mir was ich brauche, um glücklich zu sein“

„Ich wachse an Herausforderungen und stelle mich ihnen“

„Ich bin gut zu mir und begegne anderen mit Respekt“

„Ich vergebe und schenke mir damit Freiheit“

„Ich gehe voller Leichtigkeit durch den Tag“

„Ich öffne mich für neue Inspiration“

„Ich bin stark und selbst sicher“

So aktivierst du deine Endorphine

1. Es ist für dich sehr wichtig, dass du dich immer wieder mit positiven Kräften verbindest. Am besten ist, du triffst dich mit anderen Menschen, die positiv denken. Ich habe Seminare, Workshops und Kurse besucht, in denen ich neue Ideen erhalten habe. Nimm dir täglich ein paar Minuten Zeit, um aufbauende Bücher zu lesen, CDs oder Hörbücher zu hören.

2. Regelmässig Sport zu treiben, ist für viele Menschen entscheidend. Unsere Lungen erhalten mehr Sauerstoff, die unsere Endorphine nach 30 Minuten vervielfachen. Wir können viel klarer denken, unser Stress wird vermindert, unser ganzer Organismus regeneriert sich, wir werden fitter, schlanker und beweglicher. Belohne dich danach mit einer angenehmen Dusche. Danke dem Körper für die gute Leistung mit Massage oder einem erfrischenden Sprudelbad.

3. Pflege angenehme Kontakte. Familie, Partner, Kinder, Kollegen, eine Lebensaufgabe, ein Job oder Hobbys beglücken uns mit Freude. Pflege freudige Aktivitäten wie Tanzen und regelmässige Ferien. Führe schöne Gespräche, besuche Kinos, Theater, Musicals oder Konzerte. Schliesse dich wohltätigen Vereinen an und hilf anderen Menschen. Lerne, mit einem neuen Freundeskreis nüchtern und glücklich zu leben. Verkehre nur mit Menschen, die dich lieben, wie du bist, und die deine seelische, nüchterne Harmonie respektieren.

4. Lass entschlossen Unangenehmes aus der Vergangenheit los. Ersetze Negativität in deinem Wesen mit Positivität. Schaue das Leben aus einer neuen Perspektive an. Lerne, nein zu sagen, und versuche, dich täglich selbst zu ermuntern. Nimm Abschied von toxischen Menschen, die dir das Leben schwer machen, oder von Menschen, die dich sowieso nicht lieben.

Wer ohne Sünde ist, werfe den ersten Stein.

Dein Fitnessprogramm

Sport zu treiben, ist ohne Zweifel die beste körperliche und psychische Philosophie, um eine dauerhafte Harmonie und ein Gleichgewicht mit sich selbst zu finden. Durch Bewegung werden wir nicht nur nüchtern, sondern wir können mehr Freude am Leben empfinden.

Vielleicht bist du nicht mehr in Hochform für die nächsten Weltmeisterschaften. Das macht nichts, keine Sorge. Es interessiert keinen Menschen, ob du in Form bist oder nicht. Das Laufen (Jogging) oder schnelles Gehen (Walking) ist in allen Ländern der Welt bereits Volksport Nr. 1 geworden. Man kann überall laufen, zu jeder Zeit, alleine oder mit Begleitung, in freier Natur, im Fitness-Center oder im nahegelegenen Park.

Die Schuhe sind dabei sehr wichtig. Sie sollen Füsse und Beine vor dem harten Betonboden schützen.

Nüchtern zu werden, alkoholfrei zu bleiben und Sport zu treiben, kann deine ganze Lebenshaltung positiv beeinflussen. Du bekommst eine ungeahnte innere Ruhe und du fühlst dich aus natürlichem Grund zufrieden, ganz ohne Glücksstoffe von aussen.

Am besten beginnst du langsam, aber regelmässig. Einige Minuten möglichst zur gleichen Zeit und 3-4 Mal die Woche genügen schon für den Anfang. Es geht um einige Minuten langsames Laufen und danach kurzes, schnelles Gehen, sodass du dich erholen kannst. Danach belohnst du dich mit einer erfrischenden Dusche. Nach nur 3 Monaten kannst du 20 oder 30 Minuten am Stück laufen! Ist das nicht fantastisch?

„Ich verdiene es, erfolgreich zu leben, ich vertraue darauf,
dass die Dinge sich für mich zum Besten wenden"

Kalorienverbrennung je Stunde:

Aquafit	300- 400
Schnelles Laufen (6 Minuten /1 km.)	500- 600
Radfahren	400- 500
Schwimmen	300- 400
Tanzen	300- 400
Cross	500- 600
Tennis	300- 400
schnelles Gehen	300- 400
Golf	250
langsames Gehen	200

Die Kraft der Gruppenenergie

Jeder Kreation, jeder Evolution und auch jeder Magie liegt eine Idee zugrunde. Diese steht immer am Anfang, schreibt die gnostische Schule der Rosenkreuzer.

Wenn wir die Vorstellung, alkoholfrei zu sein, lange genug gedacht und gelebt haben, entsteht eine Kraftkonzentration, ein morphogenetisches (gestalterzeugendes) Feld. Denn Gedanken sind unsichtbare Kräfte, die etwas Sichtbares bewirken können. Wenn die Idee, alkoholfrei zu bleiben, von mehreren Menschen gelebt und mit ihrer Gedankenkraft und Lebenskraft ernährt wird, wächst diese Idee energetisch in uns immer stärker und stärker und breitet sich immer mehr aus. Sie bekommt unendliche Macht und steigenden Einfluss in unserem Alltagsleben.

Gedanken sind Kräfte! Durch solche «Magie» entstandene Kraftfelder lösen sich auch nicht so einfach wieder auf. Deshalb ist es sehr wichtig, mit wem wir privat oder beruflich kommunizieren und mit wem wir zu tun haben. Sind diese Menschen positiv? Sind sie hilfsbereit? Möchten diese Menschen Gutes bewirken? Haben diese Menschen eine eher positive mentale Einstellung oder widmen sie sich bewusst oder unbewusst nur ihren Interessen? Haben diese Menschen eher eine negative mentale Einstellung? Wollen sie uns manipulieren, Materielles verkaufen oder uns zum Mittrinken anstiften?

Positives von Negativem unterscheiden

Wenn du dich wirklich innerlich fest entscheidest, dein Leben nüchtern und glücklich zu leben, dann mache dir ein klares Bild davon. Wie soll dieses nüchterne, glückliche Leben aussehen und wie fühlst du dich dabei? Aktiviere diese Bilder und deren Emotionen den ganzen Tag.

Das Unterbewusstsein schläft nie

Falls wir ihm keine positiven Wünsche und Anweisungen zur Verarbeitung geben, wird es alles andere aufnehmen, dass wir ihm einfach aus Nachlässigkeit zukommen lassen. Das Unterbewusstsein ist wie ein allmächtiger Transformator des geistigen Inhalts, sodass bis heute nicht einmal die Wissenschaft erklären kann, wie es wirklich funktioniert.

Die Erfahrung lehrt: Wir sollen unbedingt die Sprache der «inneren Wunderlampe» beherrschen. Wir lernen, über Gedanken und Emotionen mit unserer Wunderlampe zu kommunizieren und ihre konkreten Anweisungen zu geben, die uns in aller Hinsicht nüchtern bereichern und beglücken.

Positiver Einfluss	Negativer Einfluss
1. bedingungslose Selbstliebe	1. Lieblosigkeit
2. Erkenntnisse	2. Ignoranz
3. richtiges Umfeld	3. toxisches Umfeld
4. Begeisterung	4. Schuldgefühle
5. Dankbarkeit	5. Hass, Groll, Wut
6. Herausforderungen	6. Passivität
7. Zielstrebigkeit	7. Ziellos
8. Durchhaltevermögen	8. zu früh aufgeben
9. Entschlossenheit	9. Verzögerung
10. starke Wünsche	10. Aberglaube

Unsere aktuelle Sichtweise

Auch unsere augenblickliche Situation ist durch eine positive oder negative Sichtweise, die Ausdruck unseres Gedankenfeldes ist, bestimmt. Die Art und Weise, wie wir die Welt und das Leben sehen, ist sehr stark von unserer Vergangenheit, durch ein morphogenetisches Feld in der Familie und durch unser aktuelles Umfeld geprägt.

Gemeinsam Alkohol zu trinken, war seit der Antike ein Fest mit Hochachtung. Heute ist es nicht anders. Im Fernsehen sehen wir, wie mit chinesischem Reiswein angestossen wird, wenn der Schweizer Bundesrat Ammann in China im Palast empfangen wird, oder wie der russische Präsident Putin in seinem Palast mit dem amerikanischen Präsidenten Trump mit russischem Champagner anstösst.

Alles ist Werbung in unserem Unterbewusstsein. Wir werden durch die Sichtweisen, die uns die Medien vermitteln wollen, beeinflusst. Selbst wenn wir versuchen, eigenständig zu denken und uns unsere eigene Meinung zu bilden, sind wir doch massiv durch das vorherrschende Weltbild, das wie eine Glocke über unserer westlichen Welt liegt und uns fortwährend Lebensvorstellungen suggeriert, beeinflusst. Deshalb sollen wir unsere Vorhaben täglich mehrmals bildlich und emotional aktivieren, damit wir am Ball bleiben!

Die tägliche Wiederholung bestimmter Informationen oder Bilder macht sie zu Realitäten für unser Gehirn. Das Unterbewusstsein kann nicht unterscheiden, ob ein Geschehen auf einer Leinwand, einem Bildschirm oder in echter Realität stattfindet. Wenn wir ein klares Ziel als die Idealvorstellung unseres Lebens haben, sind wir am besten geschützt.

Wenn wir mit positiven Menschen kommunizieren, schwingt die Energie viel stärker. Es entsteht eine höhere Frequenz. Im Blauen Kreuz, bei den Anonymen Alkoholikern oder anderen Gruppen finden wir Vorbilder, die uns mit ihrer alkoholfreien Begeisterung anstecken können.

Toxische Menschen, die uns zum Mittrinken animieren, damit sie nicht alleine trinken müssen, oder Menschen, die uns als ihr Ritual immer Negatives erzählen oder uns bewusst oder unbewusst immer seelisch kränken, Ängste einjagen oder manipulativ sind, sollten wir liebevoll darauf aufmerksam machen, dass wir als Menschen lieber auf der positiven und konstruktiven Ebene bleiben wollen. Wenn es nicht anders geht, dann sollten wir uns von diesen Menschen konsequent distanzieren.

Ich weiss, dass es nicht einfach ist, von den jahrelangen Denkweisen Abschied zu nehmen, aber es ist leider so. Wir müssen uns ändern. Jeder von uns muss seinen eigenen Weg finden, Trinkgewohnheiten analysieren, Hilfe suchen, Trinkrituale ändern oder von Trinkkumpeln Abschied nehmen. Sie werden uns immer wieder zum Mittrinken animieren oder sie hoffen, dass wir es freiwillig tun. Das Dümmste ist, wenn wir es tun, vor allem am Anfang der Abstinenz.

Zum Glück hat jeder von uns eine Lösung: Alkoholfrei bleiben! Jeder kann es erreichen, wirklich jeder. Strebe mit allen deinen Kräften nach diesem positiven, nüchternen und glücklichen Leben. Gib niemals auf! Umso stärker der Wunsch ist, desto schneller erreichst du es. Sei ein Rebell! Bekämpfe den Alkohol mit all deinen Stärken. Wenn du einen schlechten Tag hast, steh trotzdem auf und kämpfe weiter bis zum Sieg. Jeder Tag ohne Alkohol ist ein Fortschritt. Du wirst immer stärker und gewinnst immer mehr an Selbstvertrauen.

Tausende Gedanken rasen jeden Tag durch unseren Kopf und lösen unterschiedliche Emotionen bei uns aus. Mit unangenehmen Worten können wir uns niedergeschlagen oder entmutig fühlen und mit schönen Worten können wir uns ein Schmunzeln schenken.

Wenn wir auf dem Weg zu Veränderungen auf die Probe gestellt werden, kann plötzlich das Leben uns verwirren und scheinbar überfordern. Das Leben stellt immer wieder neue Herausforderungen, damit wir weiterwachsen können oder müssen.

Gute Laune ist eine kluge Einstellung

Gute Laune ist weit mehr als eine aussichtsreiche Grund-einstellung. Ich habe durch meine Erfahrungen und meine Tätigkeit als Life Coach gelernt, dass wir Menschen uns stark von den Gedanken und Emotionen, die sich in unserem Unterbewusstsein etabliert haben, beeinflussen lassen. Unser Leben ist zugleich unsere Einstellung, unsere Einstellung ist zugleich unser Leben.

Wir sollten uns deshalb bewusstwerden, welche Emotionen und Gedanken sich immer wieder aktivieren und diese durch neue, positive Emotionen und Gedanken ersetzen.

Begeisterung setzt enorme Kräfte frei, die für dein Leben wirken und alles wieder in Ordnung bringen können. Begeisterung, ein sinnverwandtes Wort für Lebensfreude, stammt vom Altgriechischen *entheos* ab, das «Gottes Kraft in uns», «in Gott sein», «erfüllt von der ewigen schöpferischen Natur», «von Gott begeistert» bedeutet, schreibt der amerkanische Prediger Norman Vincent Peale in seinem Buch «Was Begeisterung vermag».

Deine berechtigte Hoffnung, dass du durch die Energie des Enthusiasmus Wunder vollbringen kannst, ist nichts anderes als die Hoffnung, die ewige Natur, der Schöpfer, die Essenz, aus welcher du geschaffen bist, möge dir die Intelligenz, den Mut und den Glauben geben, um deine Probleme auf Erden erfolgreich zu lösen. An dir selbst liegt es, herauszufinden, wie du deine Tatkraft, dein Denken und deine Emotionen bei der Lösung deiner Probleme einsetzen kannst. Es ist deine unwiderrufliche persönliche Entscheidung.

Enthusiasmus bei deinem Denken und Handeln wirkt bei der Überwindung von Schwierigkeiten Wunder. Fröhlichkeit lässt dich Dinge, vor denen du dich fürchtest, aus einer positiven Perspektive sehen und erfüllt dich mit dem Wissen, dass es für jedes Problem mindestens eine Lösung gibt – manchmal auch mehrere.

Wir haben oft beobachtet, dass Menschen, die ihren Problemen positiv gegenüberstehen, viel leichter mit ihnen fertig werden.

Diese Menschen wissen, dass ihre Gefühle einen starken Einfluss auf ihr Denken und Handeln haben. Sie leben bereits ständig in der unerschütterlichen Energie der Fröhlichkeit, mit dem Wissen, dass ihre Wünsche in Erfüllung gehen werden. Um erfreut zu sein, handle also jetzt schon, als ob du erfreut wärst.

"Jetzt mache ich die Tür zum genialen Leben auf "

Dankbarkeit aktivieren

Genau wie bedingungslose Liebe und Lebensfreude ist *Dankbarkeit* eine höhere bereichernder Schwingung, die uns das Leben aus einer freudigen Perspektive betrachten lässt. Wir ziehen somit noch mehr erwünschte Lebensumstände an.

Wer dankbar ist, wird durch Resonanz mehr von dem erhalten, was er sich wünscht, und wer über Mangel jammert, wird durch Resonanz noch mehr verlieren.

Robert A. Emmons (geb. 1958) Professor für Psychologie an der University of California in Davis, Kalifornien, U.S. schreibt in seinem Buch mit dem Originaltitel «The Little Book of Gratitude», Gaia Books, die viele Vorteile, die uns die Kraft der Dankbarkeit schenkt.

Die Forschung von Prof. Emmons fokussiert auf das Thema Dank-barkeit. In einem Untersuchungs-Schwerpunkt erforscht er, wie sich das Setzen und das Erreichen von Zielen positiv auf das eigene Leben auswirkt. Er konnte feststellen, dass Dankbarkeit ein wichtiger Prädikator des Glückserlebens ist. Prof. Emmons suchte nach Wegen, Dankbarkeit unter Jugendlichen zu fördern. Er fand heraus, dass das Praktizieren von Dankbarkeit und die

Aufzeichnung von Dingen, für die man dankbar ist, das Wohlbefinden befördern.

Er selbst ist ein begeisterter Schüler des grossen Dankbarkeits-lehrers und Autors Bruder David Steindl-Rast, einem aus Österreich stammenden US-amerikanischen Benediktinermönch, Eremit, spirituellem Lehrer und weltweit tätigem Vortragsreisenden.

Ich denke, um glücklich zu sein genügt es also, wenn du aufhörst, dich unglücklich zu denken. Leicht gesagt und schwer zu erlernen, ich weiss. Aber es lohnt sich, für den ganzen Rest des Lebens.

Jeder von uns bleibt eher im Ärger verstrickt, wenn uns etwas Kleines nicht gelingt, oder wir gewöhnen uns an, uns zu beklagen, und es wird zur Sucht, uns über alles Mögliche zu beschweren. Besser ist zu erkennen, wie vieles wir schon im Leben erreicht haben.

Viele unserer Wünsche sind noch unterwegs zu uns. Es ist ein kosmischer Prozess, und die ewige Intelligenz hilft uns am besten, wenn wir mit unserem Gefühl der Dankbarkeit weitermachen, und alle Erfolge, die noch zu uns unterwegs sind, mit dieser positiven mentalen Schwingung weiter anziehen, bis durch dessen Resonanz, als Realität in unser Leben manifestieren.

Noch einfacher ist, uns als kleines Ritual wirklich täglich ganz bewusst zu bedanken für das alles, was wir jetzt schon sind und haben.

Starte deinen Tag (beim Kaffeetrinken) mit einer 5-minütigen stillen Meditation und schreibe dazu 5 schriftliche dankbare Affirmationen. Achte danach darauf, wie du dich fühlst – lass dich überraschen. Ich bin sicher, das bewusste Dankbar sein wird dir sehr guttun, auch wenn es neu für dich ist und sich am Anfang ein bisschen ungewohnt anfühlt.

Suche dich 3 deine neuen morgendlichen Affirmationen

Ich bin dankbar, heute Morgen am Leben zu sein.

Ich bin dankbar für alle Schmerzen, die ich nicht mehr habe.

Ich bin dankbar für die Freude, die ich mir jetzt selbst schenke.

Heute bleibe ich den ganzen Tag dankbar alkoholfrei.

Ich begrüsse diesen wunderbaren Tag mit Dankbarkeit im Herzen.

Ich bleibe Meister all meiner Emotionen.

Heute lebe ich den ganzen Tag enthusiastisch.

Schreibe hier auf, für was du jetzt dankbar bist:

Ich bin dankbar: ____

____

Ich bin sehr dankbar: ____

____

Ich bin tief dankbar: ____

____

Geistig bin ich dankbar:____

____

Privat bin ich dankbar:____

____

Beruflich bin ich dankbar:_______________________________________

____

Visualisiere ständig, deine alkoholfreie beste Version

1.Visualisiere und glaube an einen alkoholfreien Tag. Dein Denken ist aus Energie der ewigen kreativen Natur. Dein Glaube bestimmt dein Handeln und diese Energie der ewigen kreativen Natur kann den Gang der Ereignisse beeinflussen.

2.Danke für einen neuen, seelisch erfüllten Tag mit ein wenig Disziplin. Wenn du für einen schönen Tag dankst, wird er auch ein seelisch erfüllter Tag werden.

3.Plane in deiner Agenda für deinen Körper einen kleinen Spaziergang oder treibe Sport und halte dich mit eiserner Disziplin daran. Dein Körperbefinden gibt dir Freude und Gesundheit zurück.

4.Lebe mit einer positiven Einstellung, bringe Nützliches in den Tag hinein. Wenn du negative Gedanken, dumme Gespräche, eine zerstörende Einstellung in einen Tag hineinlegst, dann wird er zwangläufig schlecht werden. Legst du aber positive Gedanken, schöne Gespräche, angenehme Einstellungen in den Tag, wird er zwangsläufig gut werden.

5.Bete oder meditiere für einen guten alkoholfreien Tag.   Beginne jeden Tag mit einem Gebet oder einer Meditation und beende jeden Tag mit Dankbarkeit, so ist es ein guter Tag.

6.Ermuntere dich jeden neuen Tag selbst. Starte mit Enthusiasmus, der höchsten schöpferischen Kraft, die aus jedem Tag einen beabsichtigten Tag hervorbringt. Entscheide dich, in deinem Leben voranzukommen.

Was genau ist für dich alkoholfrei leben?

____

Wie wird es dein Leben positiv verändern?

____

Woran wird man erkennen, dass du alkoholfrei bist?

____

Was sagt dir, dass dieses Ziel den Einsatz wert ist?

____

Was könntest du nächste Woche unternehmen, welchen Schritt, den du immer unterlassen hast, könntest du jetzt tun, um deinem Ziel näher zu kommen?

____

Bist du bereit, diesem Plan zu folgen?

____

Bist du bereit, etwas Neues auszuprobieren, um dein Ziel zu erreichen?

____

Wo fühle ich mich eher unzufrieden im Moment?

Familie, Partnerschaft unzufrieden:

1.____

2.____

Meine Lösung:

1.____

2.____

Beruflich unzufrieden:

1.____

2.____

Meine Lösung:

1.____

2.____

Selbstanalyse

Wo startet dein Alkoholkonsum? Dein erstes Glas?

____

Um wieviel Uhr? _______________

Welche Emotionen oder Gedanken beeinflussen dich am meisten dabei?

____

Was kannst du dagegen tun?

____

Welche Stärken möchtest du besser einsetzen?

____

Welche Eigenschaften möchtest du entwickeln?

____

Welche Probleme möchtest du lösen?

____

Welche Wünsche möchtest du dir erfüllen? Bitte zeichne hier ein schönes, freudiges und lachendes Wunschbild oder klebe ein Wunschfoto oder eine schöne Fotocollage hierhin. Dein alkoholfreies «ICH», dein Lebensziel, deine Fotocollage:

Wovon brauchst du noch mehr?

☐ Selbstliebe   ☐ Selbstvertrauen

☐ Gelassenheit   ☐ emotionale Ruhe

☐ Loslassen   ☐ positives Denken

☐ Selbstachtung   ☐ Kreativität

☐ Geborgenheit   ☐ Mut

☐ Motivation   ☐ Herausforderung

☐ Leidenschaft / Fröhlichkeit   ☐ Entschlossenheit

Finde und aktiviere die Emotionen, die dir ermöglichen, dein Ziel zu erreichen. Wenn du Liebe brauchst, schenke Liebe oder triff dich mit Menschen, die dir beibringen, dich selbst zu lieben. Öffne dein Herz solchen, die dich lieben. Wenn du Mut brauchst, dann verhalte dich mutig. Wenn du Entschlossenheit brauchst, dann verhalte dich entschlossen. Verhalte dich, als hättest du bereits, was dir fehlt! Du hast schon viele Erfolge in deinem Leben gehabt. Erinnere dich, wie du dazu gekommen bist. Erinnere dich, was du schon alles in deinem Leben selbst erreicht hast. Nimm diese Energie des Erfolges in dir wieder auf und reaktiviere sie in deinem Geist.

Schreibe hier deine Alkohol-Biografie auf:

Das menschliche Gehirn

Unser Körper besteht aus sichtbarer Energie: Körperzellen, Kopf, Beinen, Schultern usw. Unsere Gedanken und Gefühle sind aus unsichtbarer Energie. Beides sind Schwingungen mit einer eigenen Intelligenz. Sie sind stark miteinander verbunden. Meine viele Billionen Körperzellen sind sichtbare Energie. Meine Gedanken und Gefühle sind auch ein Teil des Körpers – aber sie sind unsichtbare Energie. Mein Körper reagiert augenblicklich auf alle meine Gedanken und sie werden gleichzeitig meine selbsterschaffene Realität.

Dr. David Hamilton schreib in seinem Buch „Achte auf Deinen Gefühlen" wie der Geist den Körper heilt.

Wir müssen nur ein Foto einer Person betrachten, die für eine bestimmte Fähigkeit oder Fertigkeit bekannt ist und unser Gehirn und unsere Muskeln werden stimuliert. Am besten ist wir lernen diese Person kennen. Wie hat er oder sie es geschafft, nüchtern zu leben? Trotz vielen abstürze wieder aufstehen und erfolgreich leben?

«Ich kann nicht, es ist unmöglich». Wer das sagt, setzt sich selbst unnötig Grenzen, heisst es. Um das zu illustrieren, wird oft die Geschichte mit der Hummel erzählt, die nicht so viel nachdenkt und einfach fliegt, obwohl es physikalisch auf den ersten Blick gar nicht möglich ist. Denn eine Hummel hat 0,7 cm² Flügelfläche bei 1,2 Gramm Gewicht. Vor vielen Jahren stellte ein Ingenieur daher fest, dass die Hummel nach den Gesetzen der Aerodynamik unmöglich fliegen kann. Aber das weisst der Hummel nicht und fliegt einfach weg!

Der Geist kann den Körper auch Heilen, wenn wir angenehm fühlen und visualisieren wie wir Alkoholfrei glücklich leben, findet in unser Gehirn ein auch eine Heilung. Dr. David Hamilton ermuntern uns aus der medizinischen Wissenschaft wie wichtig aussichtsreich zu fühlen ist.

Das Unter-Bewusstsein

Das Unterbewusstsein ist ein lebendiger, heilender und allwissender Teil von uns. Dort sind all unsere Erinnerungen, Bilder, Gedanken, Glaubensmuster, Emotionen und Trancen gespeichert, die wir durch das ganze Leben empfunden und kreiert haben. Sie sind treue Begleiter und wir können sie immer wieder bewusst ändern.

Das Unterbewusstsein kann von sich aus seine Programmierung nicht ändern, aber du kannst es mit neuen klaren Gedanken und Gefühlen umprogrammieren. Das Unterbewusstsein beinhaltet die Überzeugung von dem, was es mit Bildern, Gedanken und Gefühlen aufgenommen hat.

Durch die Wiederholung deiner selbsterschaffenen positiven neuen Glaubensmuster gewinnst du dein Unterbewusstsein als starken Verbündeten, der dir ermöglicht, dein Leben so zu gestalten, wie es für dich wirklich stimmt. Starte und aktiviere die dienende und universelle Kreativität deines Unterbewusstseins.

Selbst-Befreiung

Es ist wichtig, dass du dich zuerst vom Ballast und von Schlägen der Vergangenheit befreist. Nimm auch Abschied von gegenwärtigen Situationen und Ritualen, die dich täglich blockieren und die dich sinnlos seelisch weiter kränken.

Finde deine Mitte und lass selbst- und fremderschaffene Blockaden los, die dein Alltagsleben sinnlos vergiften. Lerne, dich emotional von deinen eigenen Gedanken und Sorgen zu befreien, die dir in der Gegenwart das Leben schwermachen.

Du brauchst eine gesunde innere Distanz zum Stress, um aus der Erkenntnis, dass das Leben jedem Menschen die Lektionen erteilt, die für ihn wichtig sind, zu lernen. Deshalb können wir ganz stark nein sagen und uns endlich mit allem, was uns nicht glücklich macht, konfrontieren. Wir können nur erfolgreich sein, wenn wir dabei auch Freude haben.

Beim Tod des Partners, Scheidung, Trennung, Jobverlust, die stärksten Stresssituationen sind, suche lieber Hilfe und emotionale Unterstützung. Rede zur Überbrückung dieser bitteren Zeiten mit nettem Meschen oder guten Freunden oder suche Professionelle Hilfe, anstatt deinen inneren Stress zu ignorieren und dem Alkohol zu verfallen.

Wir lernen durch unsere Vorstellungskraft, uns selbst als zufriedenen Menschen zu sehen, zu fühlen und zu verhalten. Wir machen uns ein genaues Bild, geladen mit der erwünschten seelischen Freude und festigen diese täglich. Im Prinzip ist das eine bewusste Wach-Hypnose, die wir selbst steuern. Wenn wir Zufriedenheit erleben, wirkt sich das nachweislich sofort darauf aus, wie unsere Gene arbeiten und was für Stoffe sie im Körper entstehen lassen (dieses Forschungsgebiet heisst Epigenetik).

Ich habe beobachtet, dass erfolgreiche Menschen ihre Gedanken, die sie in Richtung Ziel führen, so lange wiederholen bis sie es zum Ziel geschafft haben.

Deshalb ist die tägliche Stärkung mit emotionalen Affirmationen für Sportler/-innen, Manager/-innen und andere erfolgreiche Menschen ein entscheidendes Ritual geworden.

Mein Glücksgefühl ist das unsichtbare Band, das mein Leben mit anderen Leben mit Liebe verbindet.

Ich mache mir kleine Freuden durch frohe Abenteuer in meinem Leben.

Je mehr ich meinen Körper liebe, desto gesünder fühle ich mich.

Dankbar nehme ich all das Gute an, das es in meinen Leben gibt.

Die Zeiten ändern sich und die Menschen auch

Wenn wir uns selbst nicht bedingungslos lieben lernen, bleiben wir leicht manipulierbare Opfer und sind leicht erpressbar, weil wir Liebe von aussen nicht immer erhalten. Die Enttäuschung ist somit schon vorprogrammiert.

Unsere Seele ist oft einsam. Sie wartet darauf, endlich schöne Gefühle und treue Liebe zu empfangen. Wenn wir selbst noch nicht wissen, wie wir uns selber bedingungslose Liebe schenken können, dann erwartet unsere Seele, diese bedingungslose Liebe von anderen Menschen zu bekommen. Wir tun alles, damit sie unserer Seele immer Liebe schenken. Wir sind somit manipulierbar und erhalten oft nur vorübergehende Liebe und meist nur gegen Gegen-leistung, sozusagen als Geschäft. Aber man kann echte bedingungs-lose Liebe nur schenken, ohne Gegenleistungen. Sonst werden wir zu traurigen Armseligen, die um bedingungslose Liebe betteln.

Leben bedeutet aber ständige Veränderung. Manchmal werden wir von Menschen, die uns lieben und wir lieben, alleine gelassen. Sie entziehen uns ihre Liebe, weil wir uns nicht mehr so verhalten, wie sie es gerne hätten. Die Umstände haben sich verändert. Das ist ihr Recht. Niemand muss uns als erwachsene Menschen lieben. Bedingungslose Liebe ist immer ein Geschenk für uns selbst. Jeder hat die Freiheit, zu lieben - oder auch nicht. Deshalb ist es sehr wichtig, ja lebenswichtig (!), zu lernen, sich selbst bedingungslos zu lieben. Es macht frei von vielen äusserlichen Bedürfnissen, mit denen wir diese Eigenliebe ersetzen müssen, wenn wir nicht in die Schwingung der bedingungslosen Liebe zu uns selbst kommen können.

Als Erwachsene dürfen wir andere Menschen nicht für unser Glück verantwortlich machen. Dieses Glück in uns zu aktivieren, ist unsere Lebensaufgabe. Ein wichtiges Buch zu diesem Thema ist auch «Hilf dir selbst - sonst hilft dir keiner» Joseph Kirschner, erschienen im Nikol Verlag.

Liebe zu teilen, ist sehr schön. Liebe zu schenken, noch schöner. Am schönsten ist es, deiner Liebe treu zu bleiben und mit anderen Menschen die Liebe zu entfalten.

Ich gönne es anderen Menschen, sich ein Glas Wein zu genehmigen, so fern sie kein Alkoholproblem haben. Für mich ist es kein Problem mehr, wenn die anderen mit Wein oder Prosecco anstossen. Ich trinke gerne alkoholfreies Bier, Rivella Blau oder Mineralwasser. Auf die Frage, wieso ich nicht Wein mittrinke, antworte ich, dass ich lieber alkoholfreies Bier trinke. Wenn sie mich wieder fragen oder einladen, ein Glas zu trinken, dann antworte ich einfach ganz freundlich: «Nein danke, kein Alkohol, ich möchte jetzt alkoholfrei bleiben.» Ich kann diese Antwort immer wieder freundlich wiederholen, wie eine CD, bis sie nicht mehr fragen. Wenn sie aber genau wissen wollen, wieso ich nicht (mehr) trinke, dann kann ich einfach antworten:

«Nein danke, kein Alkohol bitte, ich kriege immer Kopfschmerzen, ich trinke lieber ein Mineral oder einen frischen Fruchtsaft.»

«Nein danke, ich muss noch Auto fahren, lieber etwas Alkoholfreies.»

«Nein danke, ich nehme Medikamente, die sich nicht mit Alkohol vertragen, lieber einen Kaffee!»

«Nein danke, ich möchte keinen Alkohol, lieber ein alkoholfreies Bier!»

Ich sage niemals und niemandem, dass ich alkoholkrank bin. Das geht niemanden etwas an. Sie würden das auch sehr wahrscheinlich nicht verstehen oder mich hinterher auslachen.

Loslassen und sich neu orientieren

Enttäuschungen, Ängste und schlechtes Gewissen sind auslösende Trancen, die uns automatisch zum Ritual des unkontrollierten Essens oder zum Rauchen, Trinken und zu Depressionen bewegen. Es sind die negativen Gedanken, die uns selbst und andere Menschen beherrschen. Diese Gedanken fügen uns am meisten Schaden zu. Wenn wir unseren Geist ändern, ändert sich auch unser Schicksal. Wir nehmen endlich ab, wir hören zu trinken auf, wir verabschieden uns vom Selbstmitleid, vom Hass auf uns selbst und vom Gefühl der Hilflosigkeit.

Wir haben die Freiheit, unsere Lebenseinstellung und unsere Perspektive immer wieder zu ändern und neu zu gestalten. Manchmal brauchen wir dazu einen kleinen Schubser. Denn oft bleiben wir in negativen Gedanken und Emotionen aufgeregt oder wir projizieren Negativität mit beunruhigenden Trugbildern anstatt Positivität mit Lösungen für unsere Zukunft. Wir vergiften uns damit und schaden uns selber am meisten. Lerne alles, was dich unglücklich macht, loszulassen! Auch deine eigenen unguten Gedanken. Nichts und Niemand hat das Recht, dir fortwährend das Leben schwer zu machen. Das Leben ist eine Universität, in der wir uns alle in einem Lernprozess befinden.

Wir sollen uns selbst und anderen vergeben

In meiner Praxis an der Münstergasse in Zürich, erlebe ich immer wieder, dass meine Kunden/-innen zuerst stark mit ihren negativen Gefühlen zu kämpfen haben. Sie kommen mit Stress, Ängsten, Enttäuschungen und Wut. Genau das sind die Blockaden, die ich selbst immer gehabt habe. Es ist mir selbst sehr hilfreich andere Menschen zu helfen. Weil ich mich selbst in eine positive Einstellung andere zu helfen versetze. Oft können wir andere Menschen besser als uns selbst helfen. Für mich gilt nämlich genau das gleiche: mir selbst und anderen vergeben. Auch hier gib es für uns alle eine Lösung, und zwar die Entspannungsmeditation oder Entspannungshypnose.

Versuche, zu relaxen. Ruhe finden und in die Gegenwart bleiben ist das Beste. Es sind unsere Emotionen, die uns am meisten im Wege stehen. Wir tragen diese Energie vom Stress überall mit. Die Ursache für all unsere Süchte ist die Versuche, tiefgreifende Gefühle mit Alkohol, unkontrolliertem Essen, einem Joint Rauchen oder Medikamenten zu beseitigen oder uns damit zu befreien.

Die beste Psychotherapie ist die emotionale Harmonie, also uns bedingungslos mit allen unseren Schattenseiten des Lebens zu vergeben und unsere Emotionen der inneren Stille, der bedingungslosen Liebe und der täglichen Freude als Zugpferde ganz vorne in unser Lebensgefühl zu stellen.

In der griechischen Mythologie verwandelt sich der Göttervater Zeus in einen Stier, um sich so der Königstochter Europa nähern zu können. Diese fürchtet sich nicht vor dem Stier. Sie spielt mit ihm und packt ihn bei den Hörnern.

So sollten wir mit unseren Gefühlen umgehen. Verzeihen ist klug, und dies aus der Erkenntnis, dass wir eine Verletzung oder innere Kränkung aus der Vergangenheit in uns tragen. Das verschwindet nicht von selbst.

Aber wie können wir jemandem verzeihen, der uns grossen seelische Schaden zugefügt hat? Es funktioniert, indem wir verstehen, dass wir auch nicht perfekt sind. Auch wir haben Schattenseiten. Wir erinnern uns nicht gerne daran, aber auch wir haben andere Menschen gekränkt und tun es möglicherweise immer noch.

Deshalb kann ich mir selbst und anderen Menschen durch die Emotionale Intelligenz auch verzeihen, vergeben und urteillos die Vergangenheit loslassen. Aus der Erkenntnis, dass jeder Mensch – auch ich – sich manchmal ganz ungeschickt verhalten kann.

Das Wunderbarste an Wundern ist, dass sie manchmal wirklich geschehen.

Eine gute Sache für mich war und ist in schwierigen Umstanden, das «Vaterunser» zu beten.

Vater unser im Himmel,
geheiligt werde dein Name.

Dein Reich komme.
Dein Wille geschehe,

wie im Himmel so auf
Erden. Unser tägliches
Brot gib uns heute. Und
vergib uns unsere
Schuld, wie auch wir
vergeben unseren
Schuldigern.

Und führe uns nicht in
Versuchung, sondern erlöse
uns von dem Bösen. Denn
dein ist das Reich und die
Kraft, und die Herrlichkeit in
Ewigkeit.

Amen.

Deine neue alkoholfrei Einstellung

1. Überdenke ganz in Ruhe deine Verhaltensweisen

2. Manchmal musst du dich aus toxischen Umständen befreien, damit du nüchtern werden kannst

3. vier Mal die Woche 45 Minuten Bewegung

4. alles loslassen, was nicht glücklich macht

5. Positives in der Gegenwart finden

6. alle Probleme aussprechen

7. kleine Glücksmomente selber schaffen und lachen

8. Einfachheit und Gelassenheit

9. tun, was einem guttut

10. Berührungen und Körperkontakt

11. sich auf eine Sache konzentrieren

12. Natur

13. Herausforderung suchen

14. Kontakte pflegen

15. Hobbys pflegen

16. Es gibt einen sicheren Weg zum Glück. Den erschaffst du dir selbst.

Deine Rechte als Mensch

1. Du hast das Recht, Grenzen zu setzen und nein zu sagen.

2. Du hast das Recht, zu bestimmen, wo deine individuellen Grenzen sind.

3. Du hast das Recht, zu denken, was du willst.

4. Du hast das Recht, zu tun oder zu lassen, was du für nötig hältst (vorausgesetzt, du schadest niemandem dabei).

5. Du hast das Recht, zu fühlen, was du fühlen willst.

6. Du hast das Recht, deine Meinung zu äussern.

7. Du hast das Recht, dich gegen emotionale Verletzungen zu schützen.

8. Du hast das Recht, eigene Entscheidungen zu treffen.

9. Du hast das Recht, dich gegen Respektlosigkeit zur Wehr zu setzen.

10. Du hast das Recht, die Verantwortung für die Gefühle und Gedanken anderer Menschen abzulehnen.

11. Du hast das Recht, zu bestimmen, mit wem und wie du sexuell verkehren möchtest.

12. Du hast das Recht auf eigene Zeit und eigenen Raum.

13. Du hast das Recht, Fehler zu machen.

14. Du hast das Recht auf ein freudiges Leben.

Deine ersten 365 alkoholfreien Tage

Setze das Datum zum Start deines alkoholfreien Lebens ein.

Startdatum:______________Zieldatum:________________

1. Meditierte morgens täglich 5 Minuten in völliger Stille. Dann visualisiere mit einem kurzen inneren Film, wie du den ganzen Tag alkoholfrei, nüchtern und glücklich bist.

Beginne, körperlich und mental fit zu werden, 4 x pro Woche zuerst einige Minuten lang langsam zu laufen oder zu joggen ist ein Einstieg. Wenn Du dafür zu schwer bist oder kaputte Knie hast, geh schwimmen oder besorge dir ein Fahrrad oder ein e-Bike. Keine Ausreden, finde einen Weg! Melde dich in einem Fitness Center oder Sportclub an. Starte mit Bewegung als deine neue Lebens-philosophie. Fang langsam an, aber fang an! Gönne dir als Belohnung regelmässig eine Körpermassage, ein Sprudelbad oder ganz einfach Spaziergänge in der Natur.

2. Hilfsmittel: Wenn du es von selbst doch nicht schaffst, wenn es nicht anders geht, geh zum Arzt und lasse deine Gesundheit kontrollieren. Nimm während 52 Wochen unter ärztlicher Aufsicht und ohne Unterbruch Antabus-Tabletten, in der Regel drei pro Woche. Sie machen das Trinken absolut unerträglich. Dieses Vorgehen ist ein guter Schutz gegen die unerwarteten oder schwachen Momente mit Gelüsten auf Alkoholkonsum. Damit schaltest du den unkontrollierten Säufer in dir mit jeder Tablette für ein paar Tage zu 100% ab. Somit hast du endlich Selbstkontrolle über deinen inneren Trinksaboteur.

3. Sei offen für neue Rituale wie Beten, Affirmationen, Meditieren, Yoga, Relaxen, entspannende und aufbauende CDs, Musik etc. Bete täglich das «Vater unser» oder andere Gebete. Suche einen Ort der Ruhe und des Friedens in völliger Abgeschiedenheit. Finde täglich eine Zeit der Entspannung, nur für dich und deine Seele.

4. Was sollst du tun, wenn alles schiefläuft? Du bist wieder dummerweise abgestürzt und du hast eine sehr schlechte Laune. Du hast schon so lange nicht getrunken und plötzlich diese fürchterliche Entgleisung. Du liegst am Boden. Es ist O.K.! Das ist Teil des Weges, den wir alle gehen. Wir müssen lernen, immer aufzustehen und wieder von vorne zu starten. Nochmals auf 365 Tage alkoholfrei zielen!

Noch stärker werden, Neues unternehmen, mehr Sport treiben, neue hilfreiche Kurse besuchen, Joga, Meditation, Seminare besuchen, in eine Glaubensgemeinschaft gehen die zu dir passt, beten, neue Hobbys Pflegen, in der Natur sein, mehr Zeit nur für dich nehmen, dich bedingungslos lieben für das, dass du nicht perfekt bist. Du gibst niemals auf, bis du 365 Tage alkoholfrei bleibst und während sehr viele Jahren deinen 0.00% Champion Titel wieder erneuerst.

Ein fokussierter Geist, der konsequent auf ein Ziel gerichtet ist und jederzeit in Lösungen denkt, führt auch dich zum Erfolg. Lerne auch du, ganz bewusst jene Gedanken, Gefühle und inneren Bilder täglich zu aktivieren, die wirklich mit deinem Begehren übereinstimmen. So wird scheinbar Unmögliches erreichbar. Egal, um welchen Lebensbereich es sich handelt, deine Ziele sind realisierbar. Eine begeisternde Reise in dein neues, eigenes Leben erwartet dich.

So lange wir atmen können, es ist alles möglich

Über mich

Ich wurde 1952 in der Altstadt von Madrid geboren.

Mit 13 Jahren zog ich mit meinen drei Geschwistern nach Basel in der Schweiz zu unseren Eltern die zuletzt, in der Schweiz lebten.

Mit 24 Jahren habe ich während meines spanischen Militärdienstes, in Madrid als Barmann in der Kaserne gedient. Erst hier habe ich sehr viel Alkohol getrunken. Unglückliche private Beziehungen und ihre Folgen waren damals sehr schmerzhaft für mich und den Alkohol nutzte ich *irrtümlicherweise*, um mich von diesen Schmerzen zu befreien. Zum Glück sind diese Zeiten lange vorbei.

Mit 25 Jahren, sofort nach dem Militärdienst, kehrte ich in die Schweiz zurück.

Mit 29 Jahren habe ich dann das Buch «Denke nach und werde reich» von Napoleon Hill gelesen. Es ist zuerst 1937 in den USA erschienen und wird bis heute viel beachtet. Es bringt auf den Punkt, was der Autor in 20 Jahren bei Gesprächen mit 500 Millionären über ihre Denkweise lernte. Fast alles, was man heute zum Thema «Ändere deine Gedanken, dann verändert sich dein Leben» liest, geht auf dieses erstaunliche Buch zurück. Inspiriert von Napoleon Hills Philosophie und seinen konkreten Anleitungen, die ich schriftlich und mental bearbeitet habe, besuchte ich Kurse zum selbständig werden.

Dank der praktischen Erfolgsphilosophie von Napoleon Hill wurde ich tatsächlich ein selbständiger und erfolgreicher Geschäftsmann.

Ich fand durch die praktischen Anregungen und positiven Impulse einen sicheren Weg, um alle Hindernisse zu überwinden und meine beruflichen und finanziellen Träume zu verwirklichen. Ich lernte, dass die Kraft, die mich zum Erfolg führt, die Kraft meines Geistes ist – die Kraft meiner Gedanken und Emotionen. Diese Entdeckung freute mich sehr. Bis zu diesem Zeitpunkt meines Lebens dachte ich, dass man nur erfolgreich sein kann, wenn man eine Hochschule besucht hat.

Ich war enthusiastisch und bereit, diese Erfolgsphilosophie, die mir ganz neue Perspektiven eröffnete, vollständig in mein Leben zu integrieren.

Meine zwei wichtigsten Prinzipien

1. Prinzip:

Schriftliche Lebensziele mit Bilderkollagen des erwünschen Ziels kreativ zu gestalten und mich täglich dankbar mit Erfolg zu identifizieren. Ich lernte und bin immer noch dabei zu lernen, zu beenden, was ich angefangen habe. Ich lerne, mit viel Disziplin dranzubleiben und durch alle möglichen, oft unangenehmen Erfahrungen positiv orientiert weiter zu lernen, bis das Ziel erreicht ist.

2. Prinzip:

Mich selbst trotz all meiner Fehler lieben – an mich selbst zu Glauben. Ich lernte und bin immer noch bemüht, möglichst alle Menschen so zu behandeln und so zu respektieren, wie ich selbst gerne behandelt und respektiert werden möchte.

Positive selbst Beeinflussung

Ich war 100 % positive orientiert. Ich arbeitete noch als Steward bei der SSG und schaffte es dadurch knapp, meine Familie zu unterhalten. Dann übernahm ich mit CHF 1000.- (eintausend) Startkapital mit meiner Ehefrau zusammen zuerst einem Türkischen Bazar und später eine Kleider Boutique. Meine Frau war eine super Verkäuferin. Wir konnten nach einigen Monaten Selbständigkeit unsere privaten alten Bankschulden zurückzahlen. Wir waren Gott sei Dank ein sehr gutes Arbeitsteam. Meine schriftlichen Ziele was Materielles und Berufliches angeht haben sich schon nach sechs Monaten konsequentem mentalen Training verwirklich. Aber kurz danach hatten meine Ehefrau und ich wieder eine grosse und emotionale eheliche Baustelle.

Eines Tages stand in unserer Kleider Boutique mein Kollege Suso, wie aus dem Himmel gerufen. Er lud mich ein, mit ihm zusammen eine Diskothek in Zürich zu eröffnen. Ich verkaufte die Boutique.

So kam es, dass ich bereits mit 30 Jahren Manager und Mitinhaber des legendären Flamingo-Clubs in Zürich war, von 1982 bis 1994 für mich ein unfassbares Phänomen. Es mag merkwürdig klingen, aber ich hatte damals wirklich das Gefühl, als würde das Universum auf die positiven mentalen Schwingen antworten, die ich ausgesendet hatte. Im ganzen Kanton mussten die Discos spätestens um 02.00 Uhr morgens schliessen. Polizeistunde! Nur drei Privatclubs konnten weiter offenbleiben, ohne Polizeistunde. Sie wurden von der Wirtschaftspolizei bis auf weiteres geduldet. Eine schriftliche Bewilligung gab es nicht. Die Mitglieder mussten dafür ihre Getränke selber mitbringen. Im Club konnten sie das mitgebrachte Mineral, Champagner oder Wein an der Bar abgeben. Der Flamingo-Club war damals Mittelpunkt dieser ungewöhnlichen Zürcher Nachtszene.

Ich fühlte mich innerlich sehr stark, war positiv orientiert. Meine Intuition war sehr klar. Ich fühlte mich sehr lebendig, hatte auf einmal viel Erfolg im Beruf und lernte viele neue, interessante Menschen kennen. Ich genoss den Erfolg und den Respekt.

Als Nachtclub-Manager konsumierte ich während der ersten Monate ab und zu mit den Mitgliedern und Gästen ein Glas Wein oder Champagner. Mit den Jahren trank ich immer häufiger. Ich kaufte mir modische, avantgardistische Anzüge bei «Apropos» und neue Kleidung bei «Jet Set». Ich begrüsste immer persönlich die Club-Members und hunderte von Gästen, die voller Freude im Club erschienen. Es herrschte eine super Stimmung. Jedes Wochenende war von 22.00 bis 04.00 Uhr eine riesige Tanzparty angesagt. Unser Erfolg war derart gross, dass wir freitags und samstags vielen Gästen den Einlass verweigern mussten, weil der Club voll war. Ich musste die Öffnungszeiten bis 06.00 Uhr verlängern. Die Club-Members und Gäste wollten noch weiter tanzen und feiern.

Ich organisierte auch oft Shows mit weltbekannten Sängern und Sängerinnen. Ich lernte verschiedene Arten von Menschen kennen, auch viele Prominente. Eines Tages war ich am Ende meiner Kräfte: den privaten Problemen, nachts arbeiten, am Tag schlafen, die laute Musik, die vielen Menschen, sehr viel Alkohol, zu viele Zigaretten und 18 kg Übergewicht. Es wurde immer schlimmer. Obwohl das Geschäft finanziell sehr gut lief, fühlte ich mich immer unwohler.

Für mich wurde es zu stressig. Die vielen Fronten beraubten mich immer mehr meiner Energie, vor allem hatte ich immer tiefere Ängste in meiner Seele. Das aufregende Leben kostete mich sehr viel Energie. Der Club war ein Brennpunkt des Nachtlebens.

Nach Feierabend ab 6 Uhr morgens traf ich mich oft mit einem kleinen harten Kern der Zürcher Nachtvögel aus allen möglichen sozialen Schichten, um in anderen Lokalen weiterzutrinken. Anstatt Kaffee gab es für uns noch mehr Wein und Champagner. Mit den Jahren fühlte ich mich innerlich immer schwächer und müder.

Unser Club wurde in der ganzen Schweiz und Ausland bekannt und wir hatten zunehmend Probleme an der Eingangstüre mit Alkoholisierten, Drogensüchtigen, mit Dieben und anderen Kleinkriminellen, denen wir den

Einlass in den Club verweigern mussten. An Anfang gab mir die Kassierin des Flamingo-Clubs, Briguite, die Tabletten. Trotzdem habe ich immer wieder versucht, Alkohol zu trinken. Mein Kopf wurde oft rot wie eine Tomate. Manchmal hat Briguite vergessen, mir die Tabletten zu geben. Ich versuchte, nur ein Glas Wein zu trinken. Konsequenz: Ich stürzte ab, wie früher. Irgendwann war Briguite es leid, für meine Tabletten verantwortlich zu sein. Ich nahm die Tabletten danach selbständig. Am sichersten war dies immer am Morgen nach dem ersten Kaffee (Montag bis Samstag, 6-mal die Woche eine ½ Tablette Antabus).

Dieses Vorgehen war ein guter Schutz gegen die unerwarteten oder schwachen Momente mit Gelüsten auf Alkoholkonsum. Es war mir nicht mehr möglich, zu trinken. Damit schaltete ich den unkontrollierten Säufer in mir für ein paar Tage zu 100% ab. Somit hatte ich bessere Selbstkontrolle über meinen inneren hinterhältigen Trinksaboteur! Aber während der ersten Jahre mit Antabus vergass ich meist nach ein paar Monaten die Tabletten, sicher wollte ich sie auch unbewusst vergessen. Ergebnis: wieder ein Absturz.

Die Freundin eines Kollegen schenkte mir ein Buch mit dem Titel «Das komplette Buch vom Laufen» von James F. Fixx im Fischer Verlag. Ich fing gleich an, das Buch zu lesen. Ich hatte schon so vieles ausprobiert, doch nichts ausser Antabus hatte wirklich geholfen. Ich wollte nicht ewig Antabus nehmen, sterben wollte ich aber auch nicht.

Ich startete mit einem Laufprogramm aus dem Buch. Ich habe meine einzigen Sportschuhe, alte kurze Sporthosen und irgendein T-Shirt angezogen und bin einfach losgelaufen, entlang der Glatt. Ich trabte mit unsicheren kleinen Schritten zur Freiheit. Mein Bauch war gross wie eine riesige Wassermelone. Ich kam mir vor wie ein schwerer Bär. Nach ca. 800 Metern musste ich den Wein, den Champagner und den Cognac erbrechen, die noch von der vergangenen Nacht im Bauch waren. Ich trabte langsam nach Hause zurück und nahm eine heisse Dusche. Ich habe mich an die Anweisungen von F. Fixx aus seinem Buch gehalten wie ein Ertrinkender auf hoher See. Ich wurde ein Anhänger und dann ein Prediger der Laufphilosophie und bin es bis heute geblieben. Das Joggen tat mir sehr gut. Montag, Dienstag, Donnerstag und Freitag. Ich konnte jede Woche einige Minuten länger laufen. Nach drei Monaten konnte ich 45 Minuten am Stück langsam joggen. Mit dem Joggen konnte ich körperlich endlich selber etwas gegen den Alkohol tun. Ich trainierte meinen Körper, heilte und stärkte meine Psyche.

Mein Psychoanalytiker erklärte mir zwischen den immer noch wiederkehrenden Abstürzen, dass das Laufen als ein langfristiges Ritual sehr angebracht für meine körperliche und geistige Gesundheit wäre. Ich verabschiedete mich von ihm. Er konnte mir nicht weiterhelfen. Er sagte mir zum Abschied: «Herr Cuenca, Sie müssen damit rechnen, den Rest Ihres Lebens ein Trinker zu bleiben». Ich hätte mir gleich in den Kopf schiessen können! Ich wollte das nicht glauben. Ich trug in meiner Agenda jeden Absturz ein und jede Tablette, die ich nahm. Dabei musste ich ein Muster erkennen. Jeden zweiten bis dritten Monat habe ich einfach mit der Einnahme von Antabus aufgehört, um dann kurz vor Feierabend um ca. 2 Uhr morgens im Club mit dem Trinken anzufangen und bis in den Nachmittag in Restaurants und Bars im Kreis 4 und Kreis 5 von Zürich mit fröhlicher Gesellschaft weiter zu trinken.

Dieses furchtbare Resultat nach zwei Jahren Therapie veranlasste mich zu noch mehr Ängsten. Zuerst war ich enttäuscht, dass die Psychiatrie doch nicht helfen konnte. Dass mich mein Psychoanalytiker zwei Jahre therapiert hatte, um mir danach nur das zu sagen, war eine eiskalte Dusche für mich.

Ich nahm mir vor, selber meine Freiheit zu finden. Ich war müde von der Psychiatrie, von den Ärzten und all diesen sehr gut ausgebildeten Menschen, die für mich doch keine echte Lösung hatten. Ich verstand, dass ich mir nur selber helfen konnte. Dies wurde für mich bis heute meine persönliche Lebensaufgabe.

Ich war 41 Jahre alt, als mich meine damalige Frau eines Nachmittags bewusstlos auf einem Sofa des Flamingo-Clubs fand. Sie telefonierte sofort mit dem Club-Sicherheitschef Ueli. Er war sofort da. Ich wurde mit einem Krankenwagen in die Notfallstation des Waidspitals Zürich gebracht.

Ich war zerstört, stark alkoholisiert, mein Körper wie ein chemisches Labor – ich hatte eine schwere Alkoholvergiftung. Ich erwachte auf der Intensivstation mit einer Sauerstoffmaske, kam aber mit einer Warnung und mit dem Schrecken davon. Ich habe mein Leben meiner damaligen Frau Mehtap zu verdanken. Meine Kinder waren schockiert, meine Tochter weinte. Ihre Tränen und ihre Schmerzen liessen mich erwachen. Mit dem Flamingo-Club musste für mich doch Schluss sein. Ich stellte mir meine Kinder weinend und ratlos an meinem eigenen Grab vor. Auf eine so dumme Art wollte ich sie nicht verlassen. Diese Schmerzen wollte ich ihnen nie mehr antun. Betrunken wollte ich nicht sterben. So konnte es nicht weitergehen. Ich machte mich systematisch auf die Suche nach einem Weg, wieder alkoholfrei, seelisch gelassener und nüchtern zu werden.

Ich setzte neue Prioritäten in meinem Leben:

1. Ich meditierte morgens täglich 5 Minuten lang in der Stille. Ich kam wieder zu mir Selbst zurück. Anschliessend visualisierte ich mich alkoholfrei, nüchtern und glücklich. Ich wiederholte täglich ermunternde Affirmationen. Ich wollte 52 Wochen hindurch konsequent mein Antabus nehmen um volle 365 Tage alkoholfrei bleiben zu können. Mit meiner Frau und mit meinen zwei Kindern wollte ich ein besseres, neues Familienleben starten.

2. Ich beschloss, mich fortzubilden und beruflich neue, erfüllende Wege zu finden, sowie mich vorbildlich zu verhalten und wieder mit mir zufrieden zu sein. Ich wollte bei Tageslicht nüchtern leben.

3. Ich besuchte weitere Psychotherapeuten, Kurse und Seminare über Mentaltraining und Hypnose in der Schweiz, in Deutschland und in Spanien. Während der Kurse und Seminare spürte ich deutlich, wie die besondere Energie der Gruppe mich mit Inspirationen und Ideen stärkte.

Nochmals starteten meine Frau und ich ein neues gemeinsames Familienerleben. Sie war eine mutige Frau, sie folgte mir der Familie zu liebe. Wir wollten das seit Jahren leidende Familienleben konsequent ändern und endlich wieder in uns Harmonie finden.

Ich hatte Ängste und betete täglich das «Vater unser» und bat die geistliche Welt um Hilfe. Ich besuchte unter der Woche das Benediktiner Kloster Maria Stein, am liebsten nachmittags.

Das Herz des Klosters ist die Gnadenkapelle. 59 Stufen führen in die unterirdische Grotte mit der lächelnden Jungfrau. Hier fand ich in völliger Abgeschiedenheit Frieden und den Raum, die Stille und die Geborgenheit für den inneren Monolog und für den intensiven Dialog mit der heiligen Mutter. Ich betete in der Grotte die Jungfrau Maria an. Ich hörte ihre gütige und aufbauende Stimme in mir drinnen. Hier habe ich mich am wohlsten gefühlt. Danach hörte ich sehr gerne den Mönchsgesang im Kloster und so kehrte ich tief zu mir selbst zurück.

Ich wusste noch nicht, wie es beruflich in meinem Leben weitergehen würde. Es war für mich in dieser Phase auch nicht wichtig. Ich wollte zuerst einmal unbedingt wieder am helllichten Tag leben, Tageslicht sehen, alkoholfrei bleiben, nüchtern sein, einen klaren Kopf haben und glücklich leben. Ich war fest entschlossen. Es gab für mich keinen anderen Weg.

Wie im Film «Rocky» mit Silvester Stallone stand ich während Jahren nochmals und nochmals auf und joggte für mein Lebensziel, alkoholfrei zu bleiben. Zwischen den immer selteneren Alkohol-exzessen bildete ich mich mit ausgewählten Büchern weiter und versuchte zu verstehen, wie ich mir selbst helfen konnte. Es erschien mir sehr überzeugend, dass wir mit unseren Gedanken unser Leben positiv verändern können. Ich lass deshalb den Klassiker «Erfolg durch positives Denken» von Napoleon Hill.

Ich lass auch alle Bücher von Joseph Kirschner, darunter «Die Kunst, ohne Überfluss glücklich zu sein». Er war ein österreichischer Journalist,

Fernsehmoderator und Autor von verschiedenen Selbsthilfebüchern. Er war Vertrauerte Berater von bekannten Politikern, Managern und Sportlern.

Ich flog nach Spanien zu meinen Eltern. Sie waren schon in Pension und lebten auf dem Land in einem Dorf. Trotz aller Anstrengungen stürzte ich immer wieder ab und suchte verzweifelt eine Lösung für diesen fürchterlichen Zustand. Die Beziehung zu meinen Eltern war schon seit vielen Jahren eher bescheiden. Nach ein paar Tagen in Spanien joggte ich locker durch die für mich wunderschöne Natur, die ich als Kind bei den Grosseltern, Tanten und Onkel glücklich erleben durfte und betete sitzend an einem ca. sieben Kilometer von Dorf entfernten Fluss, in der Hoffnung, dass meine ganz lieben verstorbenen Familienangehörigen mir geistig von Himmel aus beistehen würden. Ich war so verzweifelt, dass ich zu den Seelen meiner Vorfahren betete: «Bitte helft mir, ich sterbe sonst!» Ich hörte das Wasser des kleinen Flusses fliessen und spürte die leichte, wohltuende Brise dieses heissen, sommerlichen Spätnach- mittags.

Ich bemerkte- oder wollte es so selbst bemerken, auf der anderen Uferseite eine unsichtbare Energiegestalt, die mich aber anschaute und mich in der Stille beobachtete. Zuerst blieb ich perplex sitzen. Ich verstand nicht genau, was das alles sollte. Mein Herz begann stark zu schlagen «Bin ich schon verrückt vom Alkohol?», fragte ich mich selbst. Wie auch immer, ich lief in der Abenddämmerung zu meinen Eltern ins Dorf zurück.

Als ich bei meinen Eltern ankam, merkten sie, dass irgendetwas mit mir nicht in Ordnung war. Meine Mutter merkte, dass ich krank war. Ich war tief in der Seele krank, ein sehr gestörter Mensch. Sie wussten nicht, dass ich trank, sie wussten gar nichts über mich und meine Sorgen.

Wieder zuhause in der Schweiz besuchte ich eine Maltherapie und malte spontan ein Bild mit Akryl-Farben. Ich malte einen Engel und nannte ihn Leal. Ich stellte mir Leal als meinen Schutzengel vor und spürte, dass dieses Bild Energie aussandte, die gleiche Energie, die ich am Fluss gespürt hatte.

Ich umarmte ihn. «Willkommen Leal!» Ich sprach zu ihm und Leal zu mir. Ich konnte seine Stimme in mir hören, auch wenn das merkwürdig klingt. Von diesem Augenblick an begleitete mich Leal überall hin. Wenn ich mich an ihn wandte, war er sofort anwesend. Ich teilte dies meiner Familie mit, auch meinen engen Freunden, die mich manchmal anschauten, als wäre ich gestört.

Ich hatte keine Freude mehr am Flamingo-Club, am Geld, am Rampenlicht, an diesem ganzen beruflichen Erfolg. Ich beobachtete, dass nicht nur ich mit dem Alkohol zu kämpfen hatte. Auch andere Nachtclub Manager, Nachtclub Angestellte und viele seriöse Gäste hatten Probleme mit Drogen und Alkohol, das wurde mir immer klarer und ich konnte es nicht mehr verdrängen.

Nein, das gefiel mir nicht mehr. Meine Geschäftspartner wollten aber weiterhin Geld verdienen. Sie empfahlen mir, nicht mehr zu trinken, das gute Geschäft aber weiterzuführen. Sie wussten nicht, was es heisst, in einem Nachtclub Alkoholiker zu sein.

Mit 41 Jahren besuchte ich den Mentaltraining-Kurs in der Gruppe «Schlank für immer» von der Amerikanerin Mary Bray Stalder in Zürich und nahm während 9 Monaten 18 Kilo ab. In der Gruppe aktivierte sich bei mir schnell eine beschützende geistliche Kraft, die alles Nachgeben besiegte. Danach habe ich mich bei Mary als Mental Coach zum Abnehmen ausbilden lassen.

In einer Gruppe mit einem gemeinsamen Ziel können erstaunliche Kräfte wirken, die mehr Energie geben als jeder für sich alleine wecken kann. Deshalb war und ist die richtige Gruppenchemie für mich sehr hilfreich.

Mit 42 Jahre besuchte ich bei Kurt Tepperwein meinen ersten viertägigen Mentaltraining-Kurs der Internationalen Akademie der Wissenschaften in Laax. Er gehört zu den bekanntesten Lebenslehrern, Mental- und Intuitions-Trainern in Europa. Er betreibt seit 1973 Bewusstseinsforschung mit einer überzeugenden Praxis-erfahrung. Vieles, wie das «Gesetz der Anziehung»,

«Gesetz der Resonanz» hat Kurt Tepperwein in seinen «Geistigen Gesetzen» schon 1992 gelehrt.

Ich sass also in einem offiziellen Seminar in Laax. Das klingt sehr seriös, oder? In Wahrheit hatte ich von der Nacht zuvor noch die üblichen kleinen Kokain-Kügelchen in der Nase kleben, hatte Haschisch geraucht und war immer noch halb betrunken. Um mich herum sassen aufmerksame Ärzte und Psychotherapeuten mit ihren Laptops, sie machten Notizen und stellten kluge Fragen. Ich machte mich ganz klein und hoffte, dass niemand bemerken würde, was mit mir los war.

Ich wollte aber unbedingt neue Wege für mich entdecken. Ich getraute mir aber nicht, in dem Seminar vor allen Anwesenden auf Deutsch mit meinem spanischen Akzent meine Probleme zu äussern und Fragen zu stellen. In der Pause, als Herrn Tepperwein aus der Toilette herauskam fragte ich ihn, warum ich derart trinken würde und was die Ursache sei. Er gab mir einen persönlichen Termin während des Seminars in der Mittagspause: «Kommen Sie bitte während der Mittagspause zu mir, hier in der Toilette kann ich sie wohl doch nicht therapieren».

Während der Pause befragte er mich zu meinem Lebenslauf und empfahl mir, das innere «ganz böses Kind», wie es meine Mutter genannt hatte, als Stärke beim Kampf gegen den Alkohol zu aktivieren. Ich sollte seine Bedürfnisse erfüllen und mit seiner Stärke positiv leben. Diesen Vorschlag hatte ich vorher von niemandem gehört und es tat mir sehr gut, mein inneres, «ganz böses Kind» zu lieben, zu respektieren und viele seiner Wünsche zu erfüllen. Genau das habe ich (bis heute) getan. Und es ging mir viel besser. Ich distanzierte mich von Menschen, die meine Freiheit und mein Anders-Sein nicht akzeptierten.

Mit 42 Jahre verkaufte ich meine Anteile am Flamingo-Club und eröffnete für meine Frau 1994 in der Zürcher Altstadt neben dem Grossmünster als «Dankeschön» den Schuhladen Tacones. Unsere beide erwachsenen Kindern halfen uns dabei und wir waren während einigen Jahren zusammen im Laden aktiv, und es gab immer wieder glückliche Momente des Zusammenseins.

Ich startete als frisch diplomierter Mental Trainer und Hypnose Coach der Internationale Akademie der Geistige Wissenschaften eine neue selbständiger Tätigkeit als Life Coach und hatte von Anfang an - für mich sehr überraschend - viele berufliche Erfolge.

Es lief gut. Sehr gut. Im Jahr 2000 - nach 11 Jahren Kampf - hatte ich das Gefühl, mein Ziel erreicht zu haben. Ich war 365 Tage 100% alkoholfrei geblieben. Ich sah mich schon als Sieger, hatte seit Monaten auf Antabus verzichten können... da brachte mich der Alkohol nochmals auf den Boden. Ich wollte einfach nur ein Glas in der «Bodega» trinken um zu erfahren, ob ich es vielleicht doch schaffen konnte, endlich einmal nur ein einziges Glas Wein zu trinken. Ich war emotional ganz ruhig, weder traurig noch fröhlich, ich hatte alles im Griff.

Ich ging zur Bodega und trank das eine kleine Glas Wein und verliess die «Bodega» mit einem gewissen Stolz. «Jaaaaaa! Ich habe es geschafft», freute ich mich. Aber nach eine Stunde kehrte ich wie ferngesteuert in die Bodega zurück und bestellte ein Glas Wein nach dem anderen und konnte stundenlang nicht mit dem Trinken aufhören, bis mich der Kellner freundlich gebeten hat nachhause zu gehen, es wäre für sie Feierabend und sie würden schliessen.

Nein! Schon wieder dumm abgestürzt. Ich lag wieder K.O. und völlig zerstört am Boden. Ich joggte mit Kopfschmerzen und einem grausamen Gefühl durch den frischen Wald und wurde langsam wieder nüchtern.

Ich fragte mein Schutzengel Leal, wie lange diese beschämenden Abstürze noch dauern würden. Er antwortete: «Es ist bald vorbei. Kämpfe weiter! Ich bleibe solange bei dir». Ich vertraute mich den geistigen Welten.

Dieser Absturz nach so langer Beherrschung brachte mich auf die Idee, dem Blauen Kreuz als Betroffener beizutreten. Ich erkannte, dass ich für eine definitive 100%-Abstinenz noch mehr Schutz und kompetente Hilfe brauchte.

Das Blaue Kreuz ist eine der wichtigsten Organisationen zur Selbsthilfe für Suchtkranke. In der Schweiz wurde es am 21. September 1877 von dem freikirchlichen Pfarrer Louis-Lucien Rochat gegründet, um die damals um sich greifende Alkoholsucht zu bekämpfen. 1892 wurde das Blaue Kreuz in Deutschland gegründet. Und ja, der Name wurde damals tatsächlich in Anlehnung an das kurz zuvor gegründete Rote Kreuz gewählt. Diese Menschen hatten schon vielen 100'000 Alkoholkranken helfen können — warum also nicht auch mir?

Ich telefonierte mit dem Blauen Kreuz und vereinbarte einen ersten Gesprächstermin. Eine sympathische ältere Dame, Frau Brenda, die sehr viel Erfahrung und Einfühlungsvermögen hatte, empfing mich freundlich. Sie machte mir klar, dass der Trinker in mir viel stärker war als der Wunsch, nicht zu trinken! Ich solle die Chance ergreifen und die Kräfte und Verbündeten im Blauen Kreuz für mich nutzen.

Mit 48 Jahren fand ich endlich neue, alkoholfreie Vorbilder. Ich besuchte die Gruppe des Blauen Kreuzes in Zürich und fand alkoholfreie Experten, Menschen, die mir die Lösungen zu ihrer 100%igen Freiheit mitteilten. Als Gruppe sassen wir alle im gleichen Boot. Es gab einige Mitglieder, die schon seit vielen Jahren als Vorbilder abstinent lebten, und andere, die noch schwer zu kämpfen hatten. Ich habe die Hilfe der Erfolgreichen angenommen und konnte endlich alkoholfrei bleiben. Ich konnte nach 12 Jahren langsam mit Antabus aufhören. Wenn ich mit Alkohol konfrontiert wurde, stand die Gruppe im Geiste schützend hinter mir.

Nach Jahren verabschiedete ich mich von Leal. Ich war bereit, alleine weiter zu kämpfen. Er sollte zu andere Menschen gehen und Ihnen helfen. Seine Begleitung war für mich nicht mehr nötig. Ich kehrte mit meinem jüngeren Bruder Vitor zum gleichen Fluss zurück, bedankte mich bei Leal für seine Unterstützung in meinem Leben. Wir umarmten uns und er machte einen kleinen Sprung. Wie ein riesiger Storch hob er seine grossen Flügel und stieg hoch zum Himmel. Ich sah ihn durch meine tränengefüllten Augen kleiner und kleiner werden und in die geistigen Sphären zurückfliegen.

Ich halte mich im Grunde für einen rationalen, vernünftigen Menschen. Auch Jahre später habe ich dieses Erlebnis daher nie richtig verstehen können. Leal hatte für viele meiner Fragen Antworten gegeben, die ich in keinem Buch hatte finden können. War es meine starke Intuition, die das alles aus der geistlichen Welt aufgenommen hatte? Wie auch immer - Leal hat mir geholfen oder anders gesagt: Das Ergebnis ist zu 100% Realität!

Ich habe gelernt, dass die Gruppenchemie gegen den Alkohol wirkt und mich schützt, wenn ich eine für mich schwierige Situation erlebe. Zum Beispiel ist es in den Ferien in Spanien beim Mittagsmenü üblich, dass der Wein im Menüpreis inbegriffen ist. Also bringt der Kellner automatisch eine Flasche Rotwein mit dem Brotkorb. Er öffnet die Flasche, ohne weitere Fragen zu stellen und schenkt wie selbstverständlich ein Glas Wein ein. Ich kann den Wein auf dem Tisch riechen und die Lust, Wein zu trinken, wird unglaublich stark. Ich spüre dann automatisch die *Gruppe* vom Blauen Kreuz hinter mir, wie sie in der Stille ganz genau beobachtet, was ich in dieser Situation tue. Wer ist jetzt der Meister? Ich als Mensch oder diese Flasche Wein? Wenn es sein muss, rede ich intuitiv in mir mit jemanden aus der Gruppe und atme mehrmals tief ein und aus. Ich beruhige mich. Ich will meine Familie und diejenigen, die an mich glauben, nicht enttäuschen. Ich will mich selbst nicht wieder neu bedrängen. Ich erinnere mich auch, wenn es sein muss, an meine Einlieferung in das Waidspital und wie meine Kinder gelitten haben. Somit verknüpfe ich Wein mit Selbstzerstörung, bitte den Kellner um Mineralwasser und lasse den Wein stehen. Am besten ist aber, beim Kellner schon von Anfang an nur Mineralwasser zu bestellen, damit meine geistige Gruppe nicht immer kurzfristig zu mir ins Ausland reisen muss!

Mit 56, nach 8 Jahren Mitgliedschaft beim Blaues Kreuz und mit 100% Abstinenz ohne die Tablette Antabus habe ich mit anderen Mitgliedern die kostenlose alkoholfreie Gemeinschaft «Club Zero» gegründet. Wir treffen uns alle zwei Monate in der Stadt Zürich und essen zusammen. Diese Treffen sind für uns sehr positiv. Wir sprechen offen über unsere seelischen Blockaden und wir alle leben 100% alkoholfrei. Ich rudere in diesem Boot, in dem wir als Gruppe sitzen, zum sicheren Ufer. Ich will alkoholfrei bleiben, nüchtern und glücklich leben, und auch ein Vorbild sein.

Ich habe mich bei meinen Kindern und meiner Ex-Ehefrau sehr oft für diese fürchterliche Phase meines Lebens entschuldigt und mich für ihre Liebe bedankt.

Ich kann den Kindern von Alkoholikern, falls sie es nötig haben, empfehlen, sich ebenfalls Hilfe zu holen. Beim Blauen Kreuz und andere Suchtstellen gibt es auch Gruppen für Angehörige, die Unterstützung und eine psychische Besserung suchen. Nur die Eltern zu beschuldigen, auch wenn es früher manchmal fürchterlich war, nützt und ändert nichts. Das ist was ich gelernt habe. Meine Eltern haben für mich nach ihrem Bewusstsein und Lebenstand das Beste getan, und zwar genau so, wie wir selbst es mit unseren Kindern machen. Das Leben stellt uns oft vor Aufgaben, für die wir nicht gleich eine Lösung finden. Aber jeder kann Gott sei Dank Lösungen finden, wenn er es richtig angeht.

Das Wichtigste, was wir unseren Kindern beibringen können ist, vorbildlich frei, nüchtern, fit, finanziell unabhängig und sehr dankbar zu leben.

Ich wünsche, dass ich dir ein wenig auf deinen Weg helfen könnte und du auch deine beste Version wirst.

„Liebes Universum,

Ich lebe alkoholfrei meine beste Version

Danke vielmals für die Erfüllung"

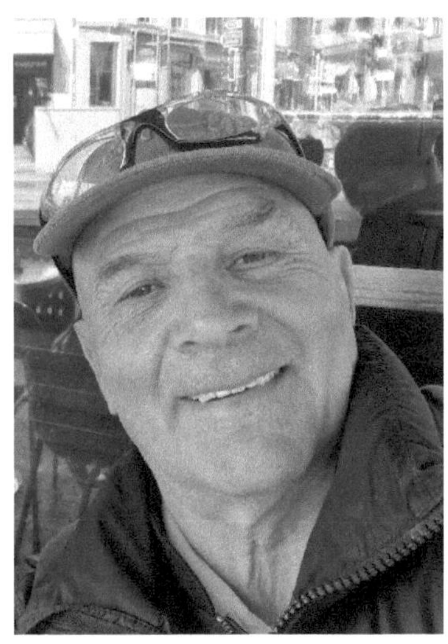

Helio Cuenca

Dipl. Mental Trainer & Lebensberater

Akademie für Geistige Wissenschaften, Vaduz 1995

Münstergasse 5, 8001 Zürich, Schweiz

0041 763840564

Info@hypnostudio.ch

www.hypnostudio.ch

Memo

Memo

Memo

Memo

Memo